養氣經絡瑜伽

PHOENIX YOGA　　　　天寧中醫診所主治醫師

葉鳳凰————著　　洪淑姿————審訂

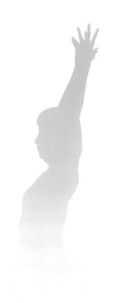

積木文化

Content

Part 1 腎氣

誕生、初見、衰退

腎氣的外顯、膀胱經的散布作用

經絡瑜伽療癒

Part 2 脾氣

轉化、堆積、滋養、排動

脾氣升清的能量、胃氣降濁的輔助

經絡瑜伽療癒

Part 3 肺氣

連結、散布、乾燥

肺氣帶來的能量、任脈的參與傳輸

Part 4 心氣

循環、瘀滯、意識

心氣帶來的能量、外顯於小腸經

Part 5 肝氣

疏導、分配、緊繃

肝氣是內藏的能量、膽經是外現的感知

讓身心自然安住於當下

很喜歡這句話：

「當上天關了一扇窗，必定會為你打開另一扇門。」

生命中總秉持著不汲汲營營的心態，然而，那片壯闊景色依然來到我面前。

唱歌和跳舞一直是我年少時的最愛，在高中時期曾夢想著登上舞台，接受喝采，但這個夢想曾因某些因素而被阻斷，但後來在因緣際會下，卻莫名的成為學校吉他社的幹部，並且到處征戰校內外的演出，還上廣播電台接受訪問，甚至開始了民歌餐廳駐唱的生活，每當抱著吉他坐在舞台上，聽到隨著曲終而迸出的掌聲，覺得那扇為我開啟的窗，風景依然是如此美好。

畢業後進入職場，因為部門整併，在無法適應的狀態下，選擇步入家庭，

認真的做起家庭主婦，但生命的另一扇窗就在不久後等著我去開啟。孩子入學後，偶然看到一張瑜伽課招生的傳單，在好奇心的驅使下，開啟了我的瑜伽生活，頓時發覺自已竟擁有超好的柔軟度，在啟蒙老師的支持鼓勵下，我很快的成為瑜伽分享者的角色，初始的教學方式總循著原本學習的方式編排課程，直到那天……

雖是十多年前的事情，但震撼的感受和覺知依舊清晰，那天一如既往的，隨著老師的口令，停留在打開身側的側三角式上，但奇怪的是，耳朵竟出現了滾燙感，接著身側溫度也不斷上升，心中止不住的訝異和感動，老師跟我說這

是體內的「氣」大量滾動所帶起的溫熱感，從那刻起，身體的某些部位溫度會在生活中不定時的上揚，於是我開始在各種體位的練習時，尋求「氣」究竟是如何被啟動的模式和方法，然後再把摸索出的模式放入教學裡，起初能設計出的動作很有限，直到正式學習了中醫基礎學、診斷學和自我針灸之後，我又再度來到生命中另一扇門的面前，教課的風格因而有了大幅的轉變。

藉由醫理概念建立起臟腑外顯模式的理解，再加上自我針灸後，身體氣行互相流動的經驗，形塑出了每堂課的瑜伽序列，有時會因應節氣的轉換做氣行調整，有時又針對臟腑偏弱或偏強轉變

療癒模式，甚至清楚知道如何經由瑜伽序列、瑜伽磚或療癒球，運用意識覺察的專注或是肌肉力量的刻意使用，讓學生能在短暫的幾分鐘內就可以挑動起經絡循行部位的溫度，於是就這樣創造出了自己特有的瑜伽教學模式。

這本書是我這些年來，觀察自己和學生狀態而得出的結論，也詳述了在瑜伽練習時，究竟要如何啟動經絡氣行、又如何從身體的樣態去理解內在臟腑所處的狀態，對我來說，體位只是了解內在的一種連結方式，當聽懂了身體想說的話，身心自然能安住於當下，無所畏懼。

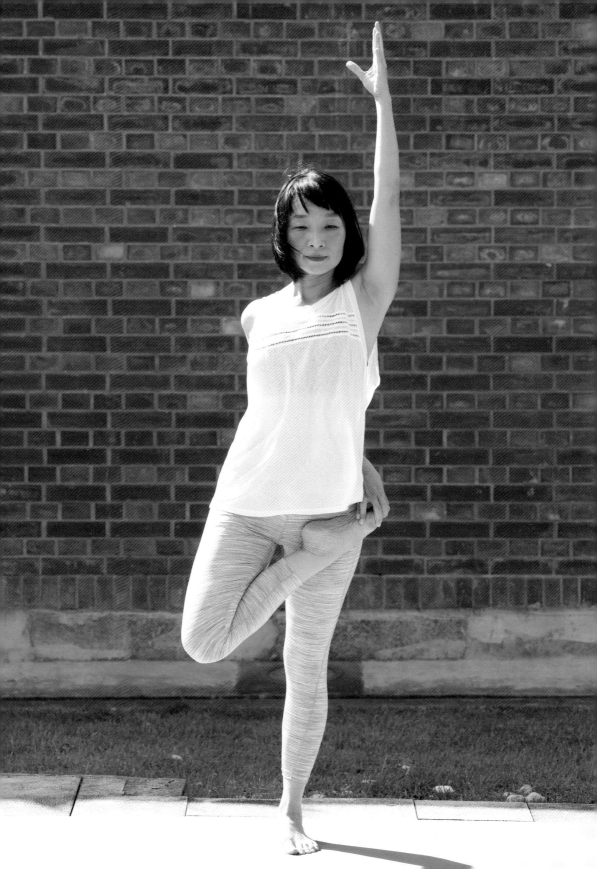

每回漫步於街市時，觀察著川流不息的人群所展現的各個姿態，真是有趣極了。有著大大雙眼，眼中透出慧黠的女生，感覺她應該都以樂觀的心態，去面對身邊的人事物；從身側快步走過、腳尖呈現朝外姿勢的女孩，舉止透出明快的性格，想必經期也總是準時報到；遠處穿著筆挺西裝，下巴微微向前、頸部內凹身形的男士，可能經常被肩膀痠痛和落枕困擾著……

外貌除了是人與人之間的記憶點外，還是內在臟腑能量向外傳達的結果，例如內在情緒、生活作息，甚至五臟氣行的強弱虛實，都會誠實的反射在身形或是走路姿態上，所以看待外在形體的強弱胖瘦，並不能只視為單純的體態而已，這是臟腑堅脆盛衰的表現、內在陰陽平衡的狀態，更能由此看出氣血流動的正常與否，或是疾病可能停駐的部位。

但人常常會因慣性而忽略了對身心的觀察、被忙碌消磨了人原有的細膩感知。不過這些在進入瑜伽練習後，似乎開始變得清楚，每當停駐在體位時，身心的反應就像無聲的話語般，叨敘的說著，那個藏於內的你，正處於何種位置上。

記得那是一堂 75 分鐘的課。在經過十幾個瑜伽體位的串聯後，努力隨著口令前進的他，汗水逐漸浸濕了身體，身材偏瘦、肌肉並不是那麼緊實、甚至身形還顯得些微佝僂，我在心中打量著他應該是個脾胃較虛弱的人。當來到前彎的停留時，他的下胸椎呈現彎曲的幅度，這是因為胃部能量虛弱，限縮了椎節開展，近身調整他的動作時，滿是汗水的手心、末梢冰涼的觸感，種種的反射狀態更證實了我的判斷。在他身上，我看見了內在脾胃想說的話。

脾胃本就主導四肢的狀態，削瘦的身軀代表了脾胃所運化出的物質，並沒有順利送達手腳，《黃帝內經·素問篇》提到「諸濕腫滿，皆屬於脾」，就是當人脾胃氣過弱時，水分的運化也會失去原有的步調，讓濕氣停滯在臟腑或是末梢，有如此體質的人，除了和一般人一樣，會透過皮膚排出汗液，手和腳也變成了代謝的另一個途徑，因此手汗和腳汗變成擁有如此體質的人的困擾，而脾胃本來是補養身體的基礎能量，這股滋養的力量如果不能正常被轉化，護衛氣

行的能力也跟著變弱，身體內的水、血和津液等物質，更是無法好好留住，因此一旦進入體位的流動時，反而加速身體的耗損，才會讓手腳變得又冰又冷。臟腑能量就是這樣誠實的表現於瑜伽的練習中。

外在體態的形成，雖是臟腑能量的外顯，不過還得依賴密密麻麻經絡網的輸送，才有辦法完成，人體共有十二條經絡和奇經八脈，它們以不同行進的方向交織著，與臟腑形成了輸出和輸入的互動，兩者的能量彼此流竄，也適時的補足，因而讓身體能量維持了源源不絕的轉動，這種無法分割的連動，像是自然界中海洋和陸地的關係。位於南印度喀拉拉邦的阿拉伯海沿岸有著一處被稱為「回水區」的地方，它是由五條運河積聚而成的大型湖泊和 38 條河流所組成的一串美麗的潟湖，這裡棲息著許多珍貴的螃蟹、蛙類、水獺、烏龜和水鳥。之所以能造就資源如此豐富的濕地環境，是因每年雨季來臨時，喀拉拉邦河的河水就會暴漲，而這股暴漲的力量不斷湧入海洋，逼退了海水，而當海洋的洋流力量轉強，海水就再一次回流陸地，淹沒沿岸的低窪地區，如此周而復始的流動和滋養，形成了當地獨特的生態。

而這種運作也如同臟腑的特質，有著轉化生命動能和儲藏精氣的作用。海洋總是包容著河水的暴量，調節陸地可能面臨的壓力，形成能量的外在儲存點；而河流便如身體經絡，灌注和傳遞能量，不斷從海洋送回動物和昆蟲所需要的養分，滋養陸地。

就是如此的運作模式，經絡向內承載了臟腑的精氣，向外則連結身體的各個部位，形塑出鼻子、眼睛、皮膚等，構成人的外貌。經絡也負責輸送從外部的大地或食物中，擷取出來的氣、水和養分，送回臟腑進行儲存；同時協助各種廢棄的氣、血、津液、物質等的代謝。而臟腑則能透過經絡的輸出入，藏住多餘的精氣，維持身體能量不墜，並且適時滋養身體可能不足的部位。因此一旦臟腑轉弱，精氣轉向枯竭狀態，這時能被往外輸出的能量跟著變弱，日復一日，逐漸反映於骨骼、皮膚、肌肉上，外在樣貌便也隨著能量的改變而產生變化。

身體的樣子其實是臟腑和經絡加乘下的結果。如果能理解彼此間的牽動關係，就能從外在的些微變化，或是進入瑜伽體位時，身體外顯的各種反應，判斷出身心應該調整的方向，而不會墜入大量的資訊中而感到茫然。當再度踏上瑜伽墊時，不再只想追逐高階體位，你的身心將成為清晰可見的自己。

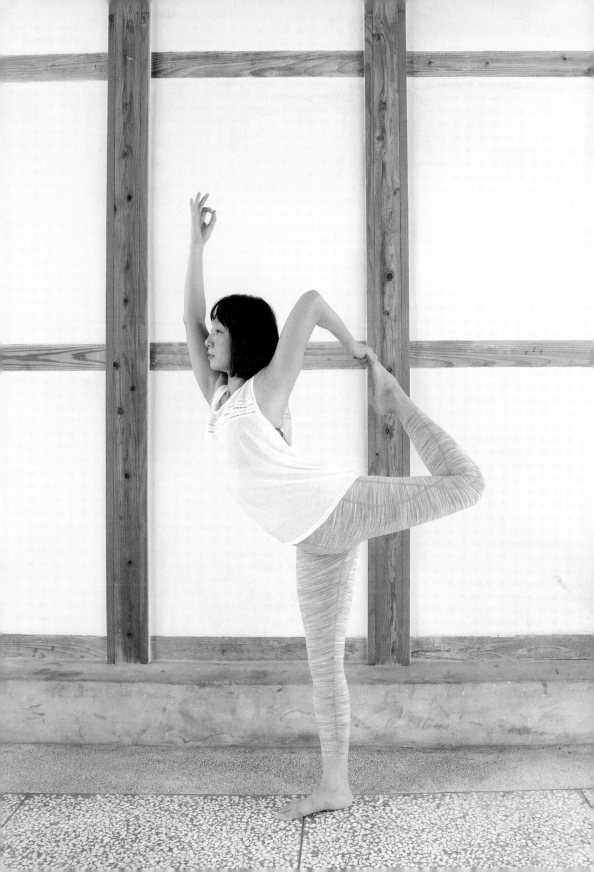

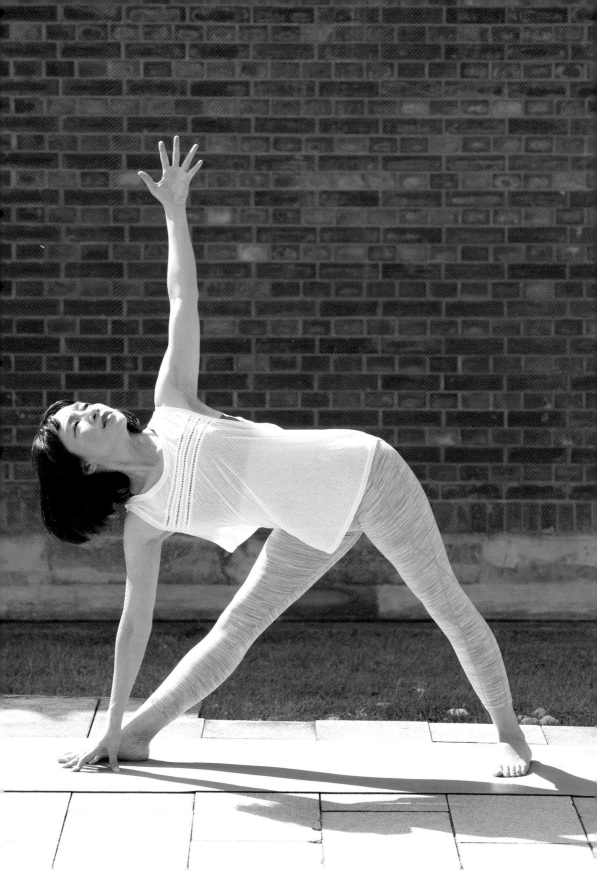

養氣·經絡·瑜伽

體內河流和海洋的流動方式
經絡與臟腑能量的傳動方式

自然界的能量流動中有所謂的「水循環」。就是炎熱的陽光，讓海洋和陸地中的水分不斷蒸發；此時，水氣冉冉上升，遇到高空中的冷空氣，再度凝結成小水滴，聚集成雲，再形成雨水，流入河中；源源不絕的河水流過各種地勢，再度回到海洋。看似簡單的自然流動與轉換，河流和海洋兩者互相依存、缺一不可，正是持續滋養著人們、大地的重要元素。如果有一方出現了能量的減緩或是停滯，「水循環」勢必受到阻滯，而讓彼此逐漸失去生氣，可能走向死亡，然後消失殆盡。

人體內的種種運作也是如此，經絡和臟腑的互相補足就像是自然界中河流和海洋的關係，它們在身體內部形成了「氣循環」。《黃帝內經》說到「經脈為裏，支而橫者為絡，絡之別者為孫」，說明了經絡實際上是以經、絡、孫三種型態存在，分別用縱行、橫向、斜走的方向持續進行氣的運動，這張縱橫交錯的網，完全囊括了全身的器官和臟腑。不同臟腑和經絡為了配合身體運作的需求，走出了各自不同的氣行流動方向。

所謂氣循環可以看作是身體內部能量的傳遞，它推動了人每天所需的行走、飲食、運動和廢物外排的能量，它有著一定的步驟和節律，確保全身都能得到足夠的滋養。經絡和臟腑的反應是雙向流動的，如果臟腑出現能量下降的情形，就會向外傳輸到外緣的經絡穴位

上，透過痠脹、麻痺、抽動或是疼痛來傳達警訊。當然也可以藉由穴位的按壓伸展，向內幫助臟腑療癒，但假設是外在的身體受到某些撞擊或是衝撞，氣循環受到阻滯無法內送，長久下來，臟腑能量也會因失去支撐而下陷。

而經絡和臟腑的氣循環是如何進行的呢？其實是依循著陰傳陽、陽向陰的傳動步調，由內而外，再由外而內，或是由下而上，再回到由上而下的方向，因為這樣最能讓身體內的各種物質達到最有效率的移動和分配。我們可以從最熟知的風的流動來理解陰陽究竟是如何推動：之所以會形成風，是因大地每天不斷吸收太陽的熱能，但卻不是每個地方都接受到同樣的熱，因此讓空氣出現了冷熱不均的狀態，這時，熱空氣因為膨脹變輕，往上流動，而冷空氣卻因較重而下沉，兩股氣流形成對流，風便由此產生了。

熱空氣如同陽面經絡，總是擁有向上、向外的推動力量。而冷空氣就像是陰面經絡，是下沉、內靜的能量。陰陽互相壓擠、替代、轉換的運動方式，構成了身體內在的「氣循環」。如果內在往陰面傾斜，陰面能量的特性會促使身體的氣循環變緩或是趨向靜止，身體整體的代謝、營養輸送的速度於是變慢，

便秘、積食、經閉等種種現象就會出現，而身體會因得不到養分而變得虛弱，長期累積，將引發莫名的疼痛和不適。假如陽面經絡轉強，會像暖空氣盤距下形塑出的強大風暴，引起身體無端出血或是頭暈目眩。不過身體是個奇妙的能量體，陰陽的氣循環方式也會因其他臟腑的輔助作用而出現反向走動（請參閱「十條經絡與臟腑間的氣循環」）。

理解陰陽運作的方式之後，再來看看經絡和臟腑為何會有不同的運動方向。在我們生活的周遭，有許多自然現象以各種不同的運動模式表現：像水往低處流，火往上竄；樹木不斷往下扎根，花朵向著陽光生長。這些都說明了為何人內在的氣循環為升、降、出、入，因為人與自然是密不可分的，黃帝內經提及「出入廢則神機化滅，升降息則氣立孤危」，雖然說的是人氣行流動下的生命運作法，但也可以套在樹木生長的方式上：樹扎根吸收了土壤中的水分，就像是「入」；水分往上輸送供給樹生存所需就是「升」；葉片上蒸發出水蒸氣就是「出」；而光合作用帶來的糖分又回送樹根便是「降」。沒有這些氣循環所構成的運動，樹木根本無法順利生長，而人之所以會陷入疾病的威脅，也是氣循環失序的結果。

十條經絡

與臟腑間的氣循環

肝經

膽經

肝經　　　膽經

肝經雖是屬於陰面經絡,但總管了血液
的收藏和輸送,得維持向上走的氣循
環,再交給心氣做往下的輸布。而膽經
是陽面經絡,卻有著向下的流動方向,
為的是配合胃氣的運作,讓消化的工作
可以順利進行。因為肝膽氣極容易受到
生活作息、外在壓力的影響,導致肝氣
過度上升,搞亂身體的平衡,這也是為
何人會內分泌失調的原因。

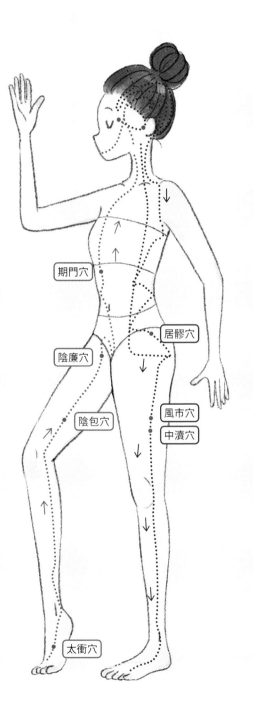

期門穴

陰廉穴

居髎穴

陰包穴

風市穴

中瀆穴

太衝穴

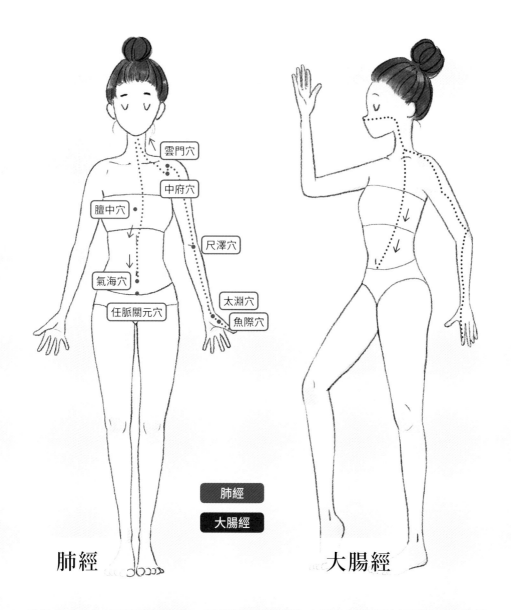

雲門穴
中府穴
膻中穴
尺澤穴
氣海穴
太淵穴
任脈關元穴
魚際穴

肺經
大腸經

肺經　　　　　　　　大腸經

雖是分走內外的兩條陰陽經絡，卻都經過了肺臟和大腸，創造出肺氣不同方向的氣
循環。內走往下的運動方向稱為肅降，負責濁氣和廢物的外送，而往上向外的推動
被稱為宣發，輸送賴以生存的氣及水分供給。如此的運行方式，像極了植物的生長
模式。所以肺氣的強弱當然直接主導了其他臟腑的正常轉動，肺氣在身體內的地位
就如同輔佐治國的宰相。既穩且長的呼吸，才能讓心氣引領血液順利運行，並足以
幫助腎氣、脾氣協同進行汗水的外排，因此肺氣走弱後，身體體質也將變得虛弱。
而大腸經屬於六腑的其中一員，負責卸除食物被吸收後的殘渣或是留置在腸道的廢
氣，雖屬於陽面經絡，氣循環的方向卻是向下的，也呼應了肺氣的肅降作用。

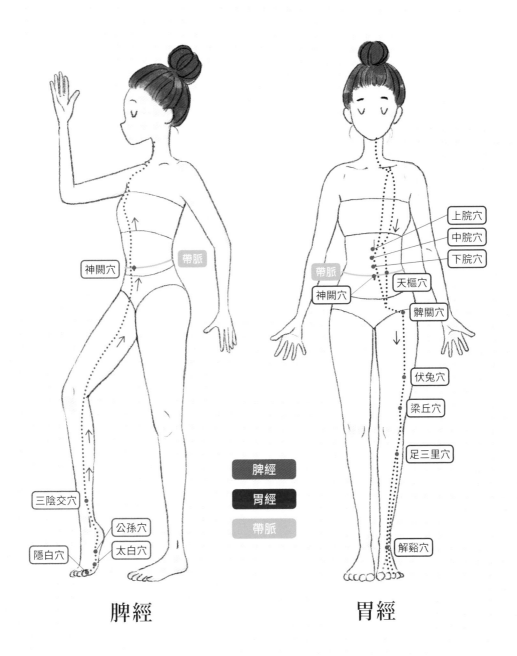

脾經　　　　　　　　　　胃經

上脘穴
中脘穴
下脘穴
天樞穴
脾關穴
伏兔穴
梁丘穴
足三里穴
解谿穴

神闕穴
帶脈
三陰交穴
公孫穴
隱白穴
太白穴

帶脈
神闕穴

脾經
胃經
帶脈

陰面代表向下的走動方向，但屬陰的脾氣循環反而是向上的，因為它是把消化後得到的氣血養分交給心肺，再讓心肺來執行輸送向下的業務。這種方式類似大地依賴雲雨的正常下行所帶來的滋潤。而這樣的反向運動模式也同樣發生在胃氣上，陽面的胃氣也有向下的運作，因為胃本就屬於代謝、清理需求的六腑之一，因此當食物抵達胃部時，會有進一步的磨碎和消化動作，唯有氣行向下，才能將養分送入小腸吸收，並且排出多餘的廢物，整個消化的過程才算完成。

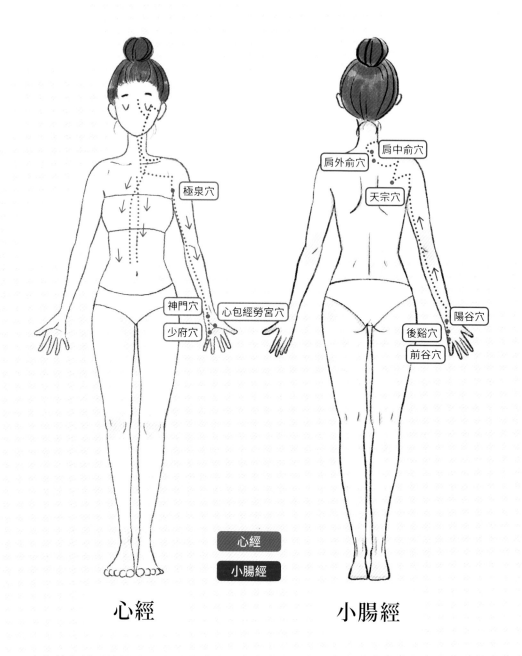

心經　　　　　　　小腸經

極泉穴

神門穴　　心包經勞宮穴

少府穴

肩外俞穴　　肩中俞穴

天宗穴

陽谷穴

後谿穴

前谷穴

心經

小腸經

心氣的氣循環就如同陰面的沉降般，是往下行走的。而與胃同屬六腑的小腸，除了有六腑下行的特性，也因為需將水和養分上送，同時有著陽面經絡該有的上行方向。兩條經絡因為都經過心臟，因此一旦心臟出現問題，便很容易從尿液、肩膀和指頭窺見真實的狀態，像是心火過旺會藉由經絡傳導下行而讓尿液轉黃、經常出現落枕或是小指總是感到僵硬疼痛，這種身體遠端的傳導變化，也是經絡氣循環的特色。

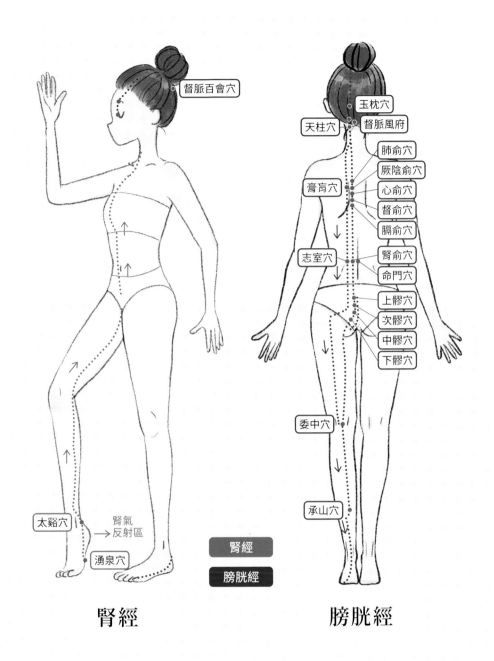

腎經　　　　　　　　　膀胱經

腎經與膀胱經共同支撐了腎的氣循環。腎氣的運動方向為上行，蒸騰了身體或是從飲食裡所吸收的水分向上。而膀胱經則負責了向下和往外的排動循環。因此若是腿部經常水腫，代表兩者的氣行出現混亂無法順利排出水分，導致腿部變得僵硬和腫脹。而膀胱經循行於背部，很容易受到自然界裡風寒濕的影響。這些外來的襲擊會經由氣循環的運作，影響到腎經，造成身體水分代謝出現不正常的表現，像是無汗或是多汗等。

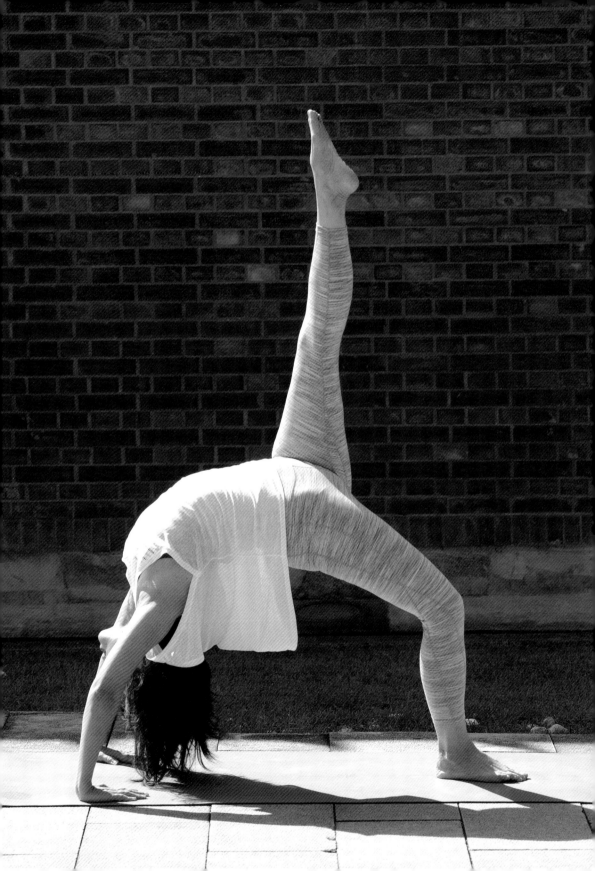

經絡運行

如何體現在瑜伽體位的流動中

Q 經絡瑜伽是陰瑜伽嗎？

　　1970 年代，一位擁有武術冠軍頭銜的西方人—— Paulie Zink，將經絡和瑜伽做了結合，他是最早體現經絡瑜伽模式的人。 1979 年時，同為西方人的 Paul Grilley，運用了陰陽經絡的思想，整理成了一套理論，不過並非稱為經絡瑜伽，而是「陰瑜伽」。這種練習方式之所以會得到西方人的認同，據說是因為當時的人大多偏愛較快的體位行進速度，也喜歡強化肌肉的鍛鍊，而陰瑜伽的出現恰巧平衡了這種不停激發自身能量的練習方法。取名為陰，是因為「陰本就代表了下沉、停止、靜默的能量」，當內在的氣行變得緩慢，身心也會因為這股沉靜，擺脫掉加諸於身上的壓力，適合忙碌的現代人。

　　曾有一位在美國任教的瑜伽老師問我：「在美國，通常把經絡瑜伽視為陰瑜伽，你認為正確嗎？」我想她會這麼問，是因為大家比較常接觸到陰瑜伽的練習。兩者雖然都運用了經絡氣行流動的特質，但我所傳達的經絡瑜伽並不只是專注於打開和伸展，而是希望在體位練習時，讓陰陽兩方都能同時得到關照，並且藉由氣行行進的感知，測知自身臟腑的強弱。

　　清朝程允開在其著作《幼學故事瓊林·夫婦》中提到了「孤陰不生、獨陽不長」，意思是說陰陽本來就是構成萬物、或是內在心緒的一體兩面，如果沒有陰面的存在，陽面也絕對無法獨自啟動。而陰陽是否真的是彼此的支撐和互相轉換呢？其實可以從夏冬兩季節時，地面溫度的變化得到驗證。當陽氣在春季時節逐漸生發，陽面的能量源源上升，逼迫著屬於陰面的寒氣潛入地下。而這股被收藏的陰氣在夏季時會達到最高峰，因此在炎熱的夏天，如果我們赤腳踩於沒有受到陽光照射的地面時，透心的涼意便會從足底竄起。相反的，陽

氣會於秋季開始時收斂，直至大雪紛飛的冬季，這時聰明的農人反而不會隨意採摘覆蓋於雪下的農作物，因為陽氣本就已深入地底，而雪又隔離了地面上的冷冽，這時土壤裡的溫度其實是高過於地上，反而為農作提供了更暖和與舒適的生長環境。

這兩個時節土壤溫度的差異和變化證明了陰陽一直都是同時存在，只有不斷相互的進與退，並且適時的做出轉換，時時維持著動態上的平衡，為的是創造出更適合萬物生存的環境，或是配合複雜身體的運作能更加流暢。難怪陰瑜伽的理論中也提到：當停留在陰瑜伽的體位時，也無可避免的牽動起某部分陽，因為大地上的一切本就無法脫離陰陽的範疇。

因此經絡瑜伽的練習，主要是為了帶動練習者對自身陰陽面氣行的感知，從不同的序列了解身體究竟處於何種位階上。因為陰陽有可能只在上半身失去和諧，造成上身和手臂的溫度較低，因此在練習瑜伽時，上半身溫度的上升變得很慢；抑或是陰陽都同時處於虛弱的狀態，讓汗水難以流瀉。如果能同時練習陰與陽的序列，兩者之間所形成的對比，就能讓陰陽的弱點或強處更能被顯現出來。

Q 瑜伽如何結合經絡運行？

經絡是用何種方式體現在瑜伽中呢？我想，學生給出的感受應該是最貼切的。

最初認識這位學生時，她正在接受 200hrs RYT 的瑜伽師資培訓，身形高挑的她，皮膚白皙，有著讓人欣羨的好氣色。她學習瑜伽已數年，在課堂上，總能停駐在標準的姿勢上，而且在體位流動時，能輕易進入側身開髖——所謂天堂鳥的站姿平衡上，也可以輕鬆駕馭手平衡的體位，頭倒立更是信手拈來。因此，她很快地引起了我的注意。她總是固定來上我的課，有次她請教我在一些師資培訓中所碰到的問題，於是彼此就這樣熟稔了起來。一次下課後，她開心的跟我分享當天體會到的那股悸動，記得那只是個超簡單的坐姿伸展，兩手順著兩肩的平行線往左右開展，停留時，手臂維持著力量，肌肉呈收縮的狀態，位於末梢的每個指頭還要大大撐開，兩手順著指尖延伸，似乎要進入無限度延展的空間裡——在那個時刻，她感受到由內向外湧出的熱度，全身出現了燒灼感，汗液也不斷從毛孔流瀉，經絡瑜伽所需的延續、專注、收緊、呼吸，一一在這個動作中被體現，身體的

感知因而被放大，內在突地變得清楚，她這才看見了自己從未察覺過的悸動。

　　經絡瑜伽運用了經絡運行和針灸下針時氣行流動的概念，希望在所有的瑜伽序列中，藉由以下四個原則去體現氣循環的狀態：

一、得在相同或是相近似的體位，運用3～4個連貫性動作，持續停留在姿勢上，利用淺到深的伸展排列模式，啟動想要帶動的經絡或是穴位。

　　這個概念是來自於針灸的原理。內經提到「一萬三千五百息，氣行五十營於身」，書中仔細計算了氣順行經絡一圈的時間與人的呼吸頻率，因此得知經絡氣行要繞行身體一周，得花費28.8分鐘，這也是每次針灸，進針後得停留在體表15到30分鐘的原因。因此3～4個動作的安排，可以維持經絡的氣流動，淺至深的伸展又能漸次加重經絡的拉緊度。

二、要有專注的意識，意念要集中於被伸展經絡的循行位置上。

　　心臟其實是臟腑中不受意念控制的臟器，但心的能量卻是被歸納在神志表現上。所謂的神也就是人的精神、意識、思緒，因此停留體位上的心念集中，能引領心氣的上揚，心氣同時也是帶動內在物質循環的必要能量，像是氣、血、津液等都能因專注意識而加快流動的速度，這也是為何練習經絡瑜伽的人，氣行感比在練習其他流派時來得快，而且身體溫度較容易上升，甚至汗水流瀉會超乎自身想像的原因。

三、體位停留時，要維持適度肌肉的緊縮，才能讓經絡持續被刺激活化，也會促進氣流動的效率。

　　這裡所說的肌肉收縮是指等長收縮，也就是停留在相同的姿勢上，沒有去改變肌肉長度，關節也沒轉換位置，維持著肌肉的張力，與大地間自然外來壓力持續對抗，像是向下拉的地心引力、空氣中的濕氣等。不過如此使用力量，並不是要刻意鍛鍊肌肉的強度，而是與穴位在體表深度有關。針灸時，有時醫生進針的深度頗深、有時進針又變得很淺，那是因為穴位會因身體的不同部位、身形的胖瘦或是體質的強弱而出現差別。進針的深度通常介於0.3吋到2吋之間，也就是0.7公分到5公分左右，這樣的深度若單單只用伸展的方

式，其實無法真正達到效用。因此，如果可以維持肌肉的等長收縮，緊繃和收縮形成的振盪，可以幫助推進到肌表下方的穴位上。

四、呼吸的深度。藉由自然的腹式呼吸，讓肺氣能進行更深入的上下循環。

相對於心臟來說，肺是可以運用念頭去調控的臟腑。而瑜伽中經常練習的生命能控制法，就是一個很好的例子，像是刻意的反覆收縮和放鬆肌肉去形成快速呼吸，或是吸氣、吐氣後的住氣方式，或是鼻子兩側交替呼吸，都是藉由意念掌控肺氣的流動方向和速度，好讓身體能量得到改善或是轉化。難怪《素問‧經脈別論》中說「肺朝百脈」，全身的器官組織都得依賴肺氣與外在大地的氣體交換後所得出的清氣，而全身血液的流動也依賴著氣的推動，因此當停留在體位時，深度的呼吸更能啟動氣、血、水分和精微物質的傳輸，經絡的傳輸就能更有效率。

四項原則的設定最主要是強化經絡伸展的深度，讓練習者從身體的種種反射中，看見自己的弱點或是強處。但每個人初始的能量不同，因此停留時，或許會被疲累痛苦的感覺所干擾、吞噬，

甚至出現抗拒的聲音而想要停止。而且經絡一旦進入深層的拉動，就會如同針灸的進針般，可能會有痠、麻、脹、痛等等反應，這些都容易逼迫我們停下、退出。其實這時反而得聽從身體心緒的反應，讓自己後退一步回到前一個體位，畢竟身體的轉化沒辦法一步登天，就像如果想要享受夏天的燦爛陽光，還是得經過春天一季陰陽互相抵抗和退讓的過程；想讓自己活得美麗，也需要內在心緒不斷的學習和調適。因為這樣我們才能來到真正的轉化，而不是壓迫或扭曲自身。

Q 病機概念如何進入經絡瑜伽的序列中？

許多瑜伽的練習會根據身體需求去安排序列，像是為了進入更深層後仰的開肩，必須加入放鬆相對應關節——髖部——的開展練習。經絡瑜伽的序列當然也會依據解剖學上關節處力量使用的方式和身體順位的要求去排定。除此之外，經絡瑜伽序列設計的最大特色，是依據身體能量變得混亂與臟腑彼此間的牽動關係來安排，也就是所謂的病機要點。

所謂的病機，就是前人對所有疾病發生起因的分析、歸納和統整，包含了因臟腑本身強弱所引起的疾病、外在自然變化侵擾而造成的暫時性能量混亂等，總共條列出十九條的病機。而這裡的「機」指的是機關，我們可以把它看成是鑰匙上齒痕和門鎖的對應，兩者的齒目需完全吻合，門才能順利開啟，而病症就如同一扇大門般，如果搞錯了真正發生的原因，可能就會被鎖在病症的侵擾裡。

經絡瑜伽的序列安排，就是針對病機中對應的臟腑能量，希望藉此方式，加乘瑜伽體位的療癒成效。而且除了經絡伸展，還會利用位於膝、肘以下經絡氣血注入的俞穴或是穴位的某些特質，用身體的重心和肌肉自然收縮的方式，放進體位的停留中。

接著用時節和時序可能帶來疾病為例，說明以病機原理所形構出的經絡瑜伽序列模組。

春季，是大地陰陽能量的交替和轉換的時節，兩者能量經常在高低之間上下躍動，且產生相互推擠的現象，因此天氣總是較不穩定。這樣的能量牽引，容易引動風的成形，創造出風邪入侵的狀態。病機的說法為「諸暴強直，皆屬於風」，暴就是突然而來的事物，強直

是變得僵硬，也就是說當人的能量不足以抵禦風的入侵，風邪一旦竄入，身體就會突然覺得緊繃僵硬；風本身還有走竄的特性，喜歡往身體氣弱的縫隙處內鑽，風的走動方向是向上，所以頭部和面部是最容易停滯的部位，這也是為何站在風口太久，頭部會發脹疼痛或是肩頸疼痛的原因。

這時經絡瑜伽的排定，會以提升身體陽氣的序列為主，結合各種前彎、側彎和後仰的體式，去刺激督脈、膀胱經、膽經三條陽面經絡，還會特別加強頸背部穴位的按壓，讓身體提動足以對抗風邪的走竄能量，排除蓄積在身體深處的邪氣。這個序列會刺激身體汗水大量流瀉，因為風屬於陰邪，溫度的上升有利於陰邪的外推。

經絡瑜伽為了模仿針灸時引動的內在氣循環，都以流瑜伽為主，較長的序列從起始到結束會在 20 分鐘上下，也因如此，臟腑的虛弱或不平衡總能在序列中被發現。像是心氣不足，就會頻頻出現喘氣聲；或是肺氣不足時，背部因相對應能量不夠，而呈現略駝的樣貌。時間拉長的序列練習，可以讓身心能量一一顯現於體態上，這樣一來，自我身心的樣態便能了然於心，答案也就漸次的浮現。

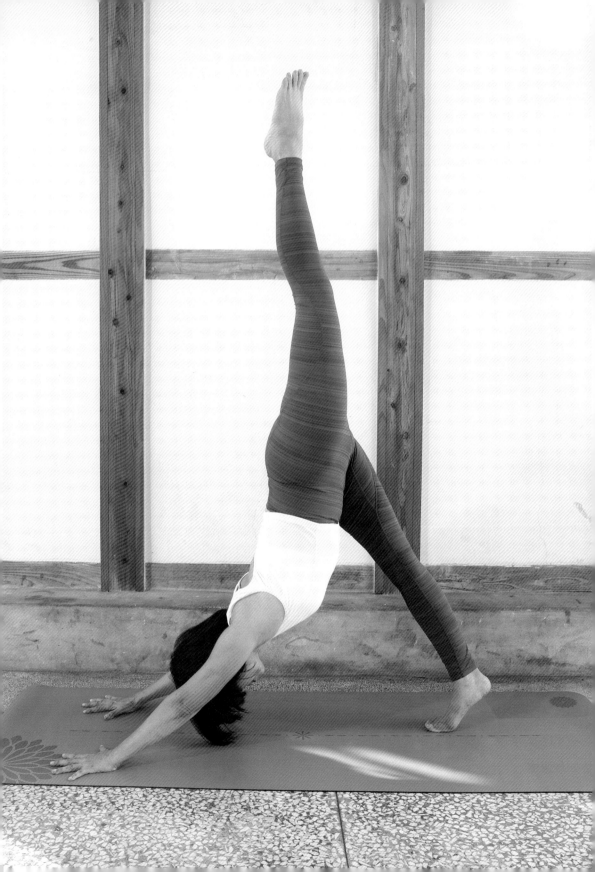

從瑜伽體位樣貌

觀察經絡氣行的關係

通常我們會從別人的語氣和表情，讀出這個人此時的想法，因為臉部有 43 塊肌肉群，能展現出許多細微的神情，尤其眉眼之間和嘴角角度的彼此牽動，更能微妙的傳達出真實想法。而停留於瑜伽體位的樣子便如同人的另外一張臉，誠實的說出了臟腑的強弱虛實，甚至會透露出存放於內心深處的心緒模樣。每個瑜伽體位的開展，從外相來看，帶動了筋膜的伸展舒緩、鍛鍊了肌肉力量，骨骼密度也因動作的壓力而得到強化，還幫助了椎節和各個關節的開展，的確使人在這些方面得到了莫大的助益。但如果我們能從內在臟腑能量外顯現象的角度來觀察，那瑜伽就會變成解開內在的一種練習。

而這種觀察的方式，其實類似了藏象理論，「藏象」之所以建立，是因為古代並無任何先進的儀器可以觀察身體內部的臟腑，當時的醫師只好藉由觀察身體外在的樣子和對照疾病發生時的症狀，再經由時間的驗證，累積出一套套判斷方式。「藏象理論」確立後，就能讓醫師從病人的體態、味道、氣色等等去推理疾病的根源，進行藥方的開立和對應診療的方法，所以我們用幾個較常見的體位，用藏象的想法來觀察臟腑氣行是如何表現在體位上。

從平板式 > 觀察腎氣的狀態

平板式（phalakasana）通常在瑜伽的串聯序列中，被當成過渡到鱷魚式的前置動作，它是鍛鍊手部肌力、強化核心肌群的體位。當進入棒式時，兩手手心得牢牢向下貼地、雙腳的腳尖撐起頂地、身體保持懸空，此時全身就如同棒子般，椎節藉由核心和骨盆的穩定，形成一條直線。看似只要刻意收縮大腿

平板式 → 腎氣

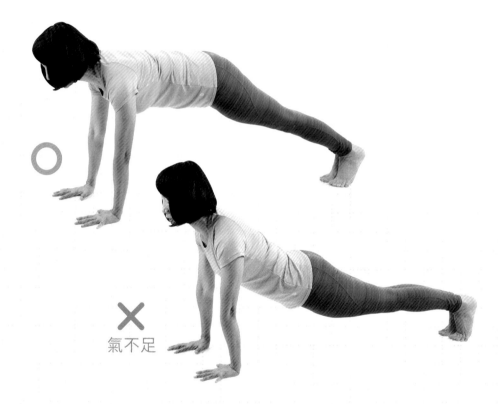

○

✕
氣不足

內側、臀部夾縮，就應該能來到正確的姿勢上，但實際上許多人就算理解動作的原理，還是無法做到如棒子般的停留，腰部會出現明顯下塌的樣子。

人的椎節形狀本就在頸椎和腰椎處會呈現內凹，當動作停留時，這兩處內凹的椎節容易因身體與地板中間的距離，遭受來自地心引力的拉扯，這時身體勢必得拿出足以抗衡的能量，才能確保體位最後停駐的樣貌。腰為腎之府，所以腰部就是腎氣強弱表現的部位。當腎氣偏弱，腰部得不到充足能量的支撐，只好任由它下塌。這樣的人在生

活當中，不管是站或坐，也會經常感到腰痠或是肌肉僵硬，更不用說棒式停留時，那股被引力加重的自然力量了。

從下犬式 > 觀察肺氣的狀態

下犬式（adho mukha svanasana）是串聯序列中最常應用到的動作，因為它呈現了如同御飯糰般的三角形，手和腳的位置分別來到墊子的前後端，讓身體可以輕易轉換成站姿體位或是俯仰式的體位，因此被大量使用在序列中。而

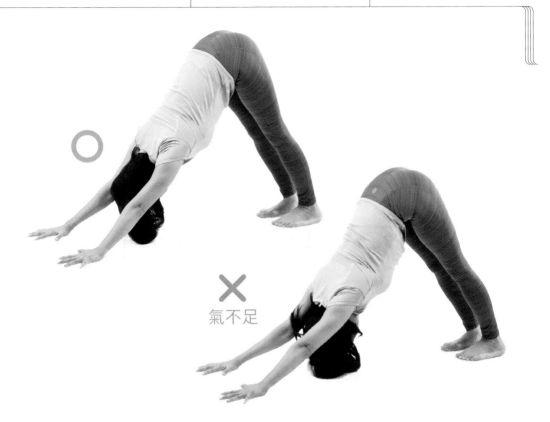

○

×
氣不足

三角形的彎折點位於髖關節處，剛好讓身體形成了兩大段的伸展，一段是拉開臀部到足跟的肌群，另一段則是延伸胸椎到尾椎的整段椎節。由於整段椎節對稱了前側所有臟腑的能量，因此要能來到一個完美下犬式的停駐，對許多人來說，並不是那麼容易。

要進入下犬式，貓式是一個很好的前置式，因為貓式呈現了四足跪的姿勢，這時雙手與肩膀同寬，而膝蓋和骨盆的寬度也相同，當整個手掌推向地板，地板的反作用力將身體往上、往後推出，兩腳跟順勢來到踩地的位置。這

個體位通常被瑜伽練習者拿來緩解背部的痠痛和舒緩胸口肌肉的壓力，當然也能形塑出肩背的形狀。

但在課堂上會看到某些同學，兩肩頭出現突出於肩背的線條上，而肩胛骨和胸椎卻是往內凹陷，這樣的狀態顯現了肺氣能量的下陷。因為背部是肺氣的反射區，肺氣不足容易顯現在膀胱經的定喘、風門、肺俞等穴位上。另外，肺還主治節，肺氣會跟隨著大地間節氣而轉化，目的是讓身體去適應外在氣流的變遷，因此肺氣也會表現於身體的各個節上面，像是肩頭、髖部、膝蓋等關節。

扭轉式 → 脾氣

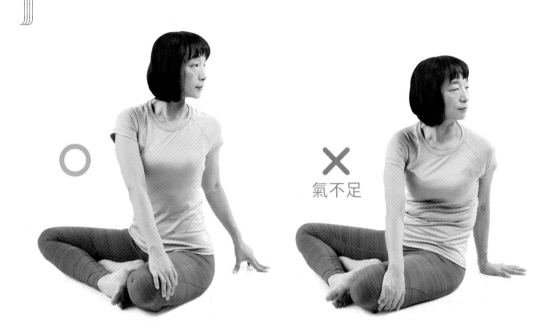

由此來看，肩頭形狀的變異正是肺氣能量低陷的樣貌，即使刻意收縮核心和加重掌心下推的力量，都無法順利展現下犬式的正確姿態。

從扭轉式 > 觀察脾氣的狀態

扭轉（parivrtta utkatasana）這個姿勢其實經常在生活中出現，像是聽見別人呼喊時回頭張望，或是倒車時的向後查看。因為椎節本就擁有可轉動的特性，所以人會自然而然的來到這個姿勢，也因如此，瑜伽有許多體位都能加入扭動的伸展。

扭轉時，附著於椎節上的各個肌群會跟著牽動，除了可以舒緩平日不良姿勢所帶來的胸腹部壓力，還能增進椎節的柔軟度和椎節神經的按摩。但若想進入正確的扭轉，就得專注在呼吸的節律上。每次來到吐氣的當下，將椎節向上拉長，依序反覆數次後，肋間的空間就會漸次被拉開，而這時因扭轉帶來的張力，促使了肌肉和椎節拉得越來越長，腰部應該會呈現更細瘦的形狀，但對於脾氣虛弱的人，反而會看到層層贅肉堆

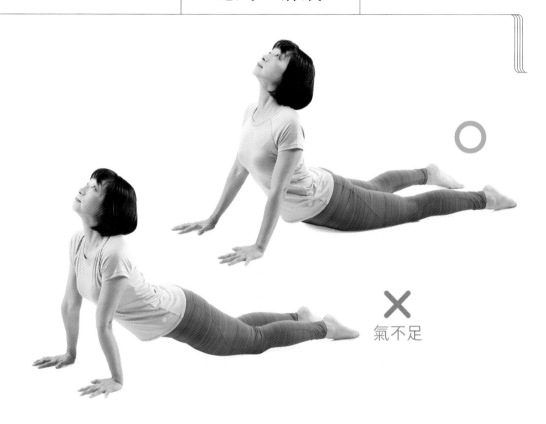

蛇式 → 肝氣

×
氣不足

積、往外撐開的粗厚腰型。

　　脾氣的正常與否會表現在腰腹部，因為這裡有一條稱為帶脈的橫向經絡。帶脈如同皮帶般環繞於腰部，它連結了腹部前側的脾經穴位大橫穴、任脈神闕穴和側腰膽經帶脈穴，它負責腰部以下到骨盆腔多餘水分、血液和廢物的代謝。一旦脾氣偏弱，帶脈的氣行受到阻滯，就如同水管中因為有淤積，而讓通道變得狹窄，因此腹部和腰部就在不知不覺中逐漸增厚，直到進入扭轉式時，大量贅肉形成了腰部扭動的壓力，才明瞭自身的樣子。

從蛇式 > 觀察肝氣的狀態

　　蛇式（bhujangasana）是一個後仰的體位。在瑜伽串聯中，經常會與下犬式連結，為的是讓椎節能有雙向平衡的延展。要來到蛇式，得先成俯臥的姿勢，兩腳略為打開到臀部的寬度，兩手置於胸部的兩側，吐氣後，臀部肌肉微微收縮，手心再推向地板，胸口上提，鼠蹊部盡量保持貼緊地板，頭頂朝天空的方向上提，盡量拉長前側的身軀。不過這時有些人，鼠蹊會離開地面，那是因為當停留在這個體位時，連接了骨盆

魚式 → 心氣

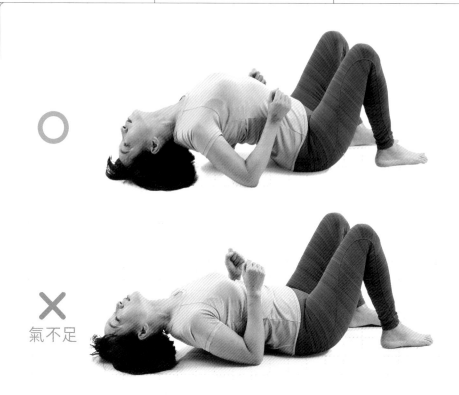

○

✕

氣不足

和大腿的髂腰肌會被延展開來,如果肌群因無力而變得緊繃,那整個腰椎就會被牽制,讓身體無法順利打開前側。

而這個地方的緊繃其實顯示了肝氣的狀態,肝經從腳的大拇指順著腿部的內側上行,穿過鼠蹊部,再繞行生殖系統。當肝氣偏弱時,身體為了保護能量下陷的地方,通常會用往內收縮的方式維持能量的運作,長時間下來,下腹部容易因循環不好而代謝失常,導致出現緊繃的狀態,這時生殖系統的各種排動受到干擾,經痛便會頻頻出現,或是子宮內膜變厚。

從魚式 > 觀察心氣的狀態

初學瑜伽的練習者,如果單從魚式(Matsyasana)的外觀看起來,似乎是屬於較為簡單的後仰體位,因為停留時,可以依賴著手臂、臀腿和頭部的支撐。但其實要想不費力的停留在魚式,得需要更有力的核心和穩定的頸背部肌肉,頸椎也因處於凹折的狀態而受到考驗,因此以這種方式打開胸口的體位並不受部分練習者的喜愛。不過也因為下巴上提的方式,反而深深擴展了胸部、喉嚨,不僅能改善呼吸系統的循環,甚至能減

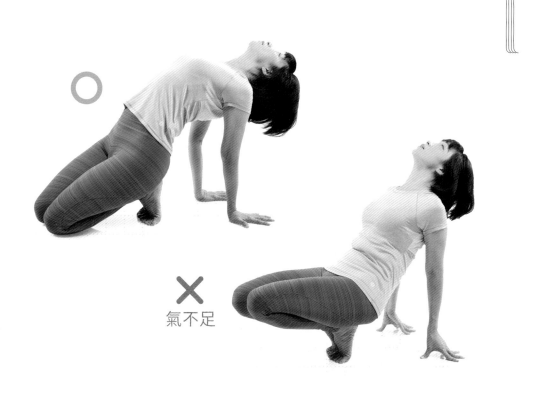

〇

✕
氣不足

輕因呼吸短淺而引起的失眠問題。

　　許多人進入魚式時，胸口只能微微上提，這是因為胸背部肌肉較為無力或者是特別緊繃所造成。之所以有這樣的狀態，是與心氣有關。當胸口被上推時，兩乳中間的任脈膻中穴會被打開而拉緊，膻中穴的膻字指的是胸膜或是心包膜，它是一層薄膜，其中的漿液能潤滑心肌、保護心臟。當心氣不足時，膻中穴就會有氣行不暢的現象，因此穴位被打開時，很容易感受到疼痛或是不舒服，身體為了保護自身能量的不足，只好以增厚背部或是讓胸口下陷做為能量的緩

衝，肋骨因而無法完全開展，這也是魚式為何能檢視自我心氣狀態的原因。

從高跟鞋式（臥英雄式）
> 觀察胃氣的狀態

　　臥英雄式（supta virasana）被歸類為較有挑戰性的體位，高跟鞋式則是它的簡易版本。想要來到這個體位，可以用坐姿進入，將兩腳彎曲、臀部盡量貼近腳跟的位置，藉由放於身後的雙手下推地板的力量，將臀部上推，向前推

牛面式 → 膽氣

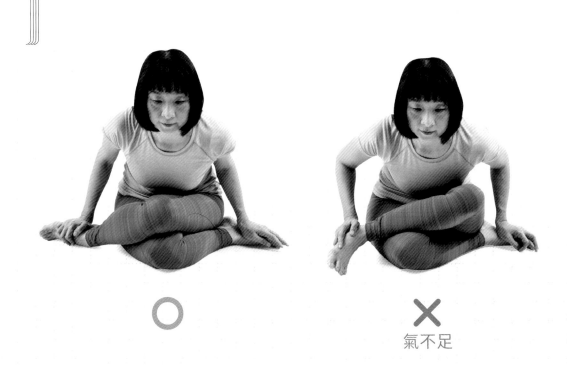

○

✕

氣不足

移，讓兩側的膝蓋下壓到地板，這時核心內收、肋骨上提，像是穿著高跟鞋般呈現高位的後仰角度。這個體位能深層打開大腿前側的股直肌、股外側肌，以至於停留時，能鬆開緊繃的下腹部、鼠蹊部和舒緩大腿前側肌群的僵硬感。

此體位完成時，兩腳的腳趾頭都因為彎折而受到壓擠，且重量較集中於大拇趾到第三趾的腳趾頭上，另外也拉緊了膝蓋到大腿前側的肌群，這兩個位置都能顯現胃氣的狀態。因為大拇指和第三趾分別有著脾經和胃經的循行，當腳趾呈現彎折時，會不斷按壓脾經大都

穴和胃經內庭穴；而大腿前側的伸展，則會拉動位於膝蓋胃經的犢鼻穴、梁丘穴和伏兔穴。胃氣偏弱的人，進入體位時，會因大腿和膝蓋過於疼痛或是緊繃而無法順利下沉到地上，縱使讓膝蓋勉強碰觸地面，也容易因刺激到腳趾的穴位，而出現立刻反彈回來的情形。

從牛面式 > 觀察膽氣的狀態

牛面式（gomukhasana）之所以被如此命名，是因兩側大腿交錯後，

兩邊小腿來到大腿外側所形塑出來的樣子：此時下半身形狀看起來就像牛的頭部。其實這種動作經常在生活中出現，例如有些人總喜歡跨腳坐著（這也是造成骨盆歪斜的原由）。牛面式對許多人來說，應該是個困難的體位，因為進入完整的牛面式時，除了兩腳的交錯重疊，兩手還呈現了從上和由下互相勾提，不僅伸展上身的肩、背、手部，還拉動了髖部和腿部的內外肌群，幾乎囊括了身體所有關節的伸展。因此牛面式能緩解肩膀的僵硬、紓解背部的疼痛，還能療癒因坐骨神經痛所帶來腿部疼痛麻痺的狀態。

　　要想進入單純腿部交疊的牛面式，最好的方式是從貓式入手。將一腳挪至另一腳的前側，膝蓋呈現前後重疊，這時將兩側大腿內側肌群微微收緊，核心也保持內收的力量，再將臀部下坐到兩側小腿中間，不過膽氣過弱的人，此時會因膽經被拉緊而出現痛感，導致膝蓋無法重疊，甚至整個鬆開，讓上方的小腿垂放在另一側的小腿上，因為膽經從臀部沿著大腿側面，來到腳踝的外側，而牛面式恰巧完全拉緊了這個部位，才會導致下身產生無法收合的狀態，而這樣的人，可能容易偏頭痛、消化代謝也較慢，有著粗厚的腰線，甚至成為大腿外緣肥厚的梨型身材。

＊經絡與穴位請參見 P.13 ～ P.17〈十條經絡與臟腑間的氣循環〉

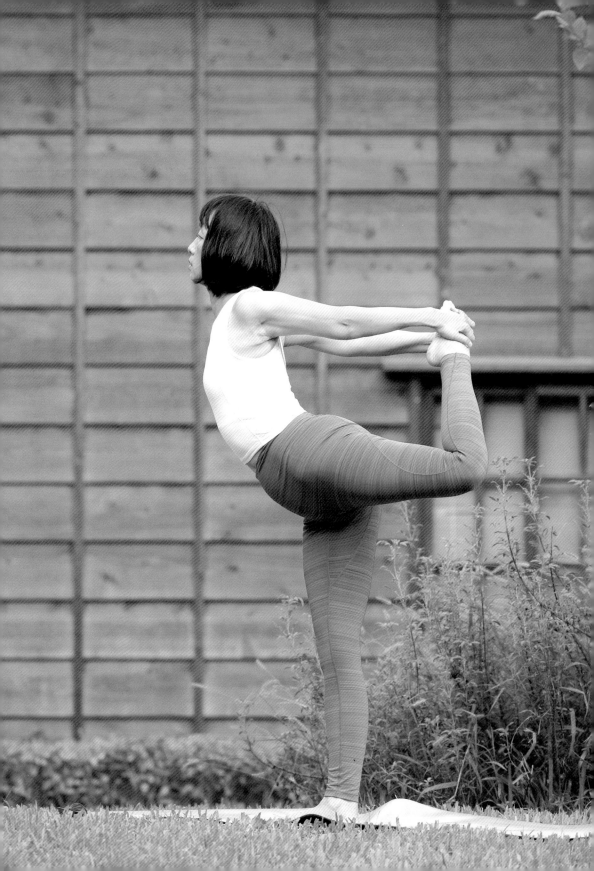

飲食
如何影響經絡流動
並造成不同體型

人的體型除了來自家族的遺傳外，家中日日的飲食習慣也是決定體態的重大因子。胃氣為後天之本，人從呱呱落地後，食物就是支撐生命活動的主要來源，食物中的養分能轉化成血和津液等陰面物質，還能形成身體動能的陽面能量，一旦飲食的類別和習慣無法補足原生體質的不足，便容易形成體態的變異。

我曾到挪威，發覺那裡的人雖與西歐人身處在同一區域，身形卻是較為纖細，沒有特別凸出的小腹，之所以如此，應該歸功於當地的飲食習慣：挪威人在吃正餐前，並沒有飲用酒類和飲料的習慣，而主餐也大都以白肉魚類為主，搭配的蔬菜更是種類豐富，且分量足夠，除此以外，他們喜歡口味精緻的輕度烘焙咖啡，也愛吃較為粗糙的拉芙茲餅、黑麥麵包。這些飲食慣性，讓脾胃維持較好的代謝慣性。

金朝著名醫家李東桓曾在著作《脾胃論》中提出「百病皆由脾胃衰而生也」，也就是說脾胃失序後，氣血的運化不足以支應身體的需求，運作的能量就會下降，脾胃消化的時間也被拉長，這時胃就會因經常脹氣而出現胃突，脾也因運化轉慢導致小腹突出。脾胃升降失常，廢物積聚下來，當然腰圍就日漸寬大。因此飲食的偏好，會妨礙臟腑的正常步調，內在不斷被堵塞所轉化，那外在的樣貌當然只好跟著改變。

1 愛吃甜味造成的體質，以及瑜伽練習時的反應

「甘味能入脾」，適當分量的甜食，能幫助脾氣的運行，吃入的食物能被完全的分解和運送，再轉化為身

體運作所需的氣、血及津液。但如果太過於偏愛甜食，就會因甜食帶進過度濕氣，阻礙了脾氣的運行。當濕氣積聚得越來越多，形成痰濁，就容易出現腹脹、腹滿的狀態，食物的能量更是無法順利送到身體各處，導致腰圍變粗、腹部變大，手腳反而變細，身體肌肉鬆垮無力，便秘和腹瀉交錯來到。

當進入瑜伽體位中的扭轉、後仰的開展或是前彎的壓擠，都可以按壓或扭動到胃部、腹部和側腰部等脾氣運行的位置，就容易出現嗝氣、放屁的現象。由於肌肉無力又鬆垮，若來到手肌力的體位上，手腕也常因無力支撐而無法停留太久。

2 愛吃鹹味造成的體質，以及瑜伽練習時的反應

「鹹味被歸納為入腎」，像是當歸羊肉湯、核桃炒韭菜等養腎料理中，都會加入適量的鹽幫助強化腎氣。腎氣能量上升，會讓人有充足的體力，骨骼因此變得強健，也能有良好的睡眠品質。若過度食用鹹味，甚至迷戀重口味的食物，反而會影響到心臟的狀態。以五行的概念來看，水能壓制火的上炎，屬水

的腎氣偏弱後，五行中被歸納為火的心氣可能會跟著減弱，這時心臟的機能容易轉弱，導致經常水腫，下身變得寬大，還會引起貧血，或者因缺乏足夠的制衡能量，而讓心氣過度旺盛，反而引起頭暈或頭痛欲裂的現象。

這種體質的人在瑜伽練習時，每每進入前彎的體位時，會感覺腿部相當緊繃，頭部也因突發的暈眩感而讓身體不斷晃動；使用肌肉力量時，內收縮的方式反而引發抽痛；來到兩手互扣的扭轉體位時，背部肌肉僵硬，阻礙了動作的完成。

3 愛吃酸味造成的體質，以及瑜伽練習時的反應

在外用餐時，餐廳很愛在餐食中，給予類似檸檬或梅子等酸味的食物，想均衡客人的油膩感，少量的酸性食物確實能幫助脾氣的運行，消除腹中的飽脹感。酸性之所以有消積食的作用，是因為酸味可強化肝臟，而肝氣本就有維持身體氣行暢通的作用，當上下氣行不受阻滯時，消化就能順利的進行。不過當酸味攝取過多，肝氣形成單向傾斜，反而抑制了脾胃傳化的能量，這樣的人看

似不胖，卻有個圓滾的腹部，臉色總是比較暗沉，手腳也很冰冷。

擁有如此體質的人，筋骨顯得軟Q，特別喜歡伸展的體位，像是後仰的駱駝式、側延伸的側三角式等，但進入手肌力或是背部肌肉鍛鍊的動作，容易因肌力不足，而在停留時，出現肌肉不停顫抖的情形。

4 愛吃辣味造成的體質，以及瑜伽練習時的反應

有許多地區因地理因素的緣故，料理偏向重辣，例如位於中高緯度的韓國，還有經常下雨、氣候較潮濕的大陸四川。因辛辣食物有溫熱身體的作用，還可以去除內在的濕氣。肺本就是氣體交換的地方，當辣味進入身體後，肺氣被鼓動起來，不斷推動氣血的流動，這時積存於內的濁氣或濕氣就容易開始往外排，難怪吃辣後，很容易流鼻涕和排汗，鼻子也變得相當通暢。

但如果太偏重辣味，這種向外發散的作用，反而讓身體維持在較快的氣血循環上，不僅會過度耗損內在原本該有的物質，還牽動了自身的能量下降。這也是許多人為何吃完熱熱的薑母鴨，卻

出現畏寒狀態的原因。而且辣味過食，還影響到肝氣的狀態，因為肺屬金，具有破除肝木的力量，所以這樣體質的人，筋膜會顯得緊繃，關節會因太緊而常出現卡卡聲，也無法睡得安穩。

當進入瑜伽中伸展度較深的臥英雄式、單鴿式或雙鴿式時，常因關節過於緊繃而感到痛苦，停駐在動作時，又特別容易東張西望，心緒無法安定的停在當下。

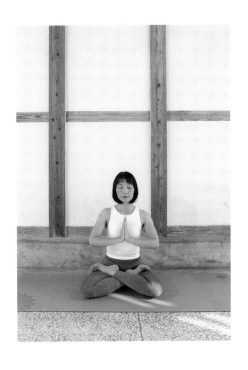

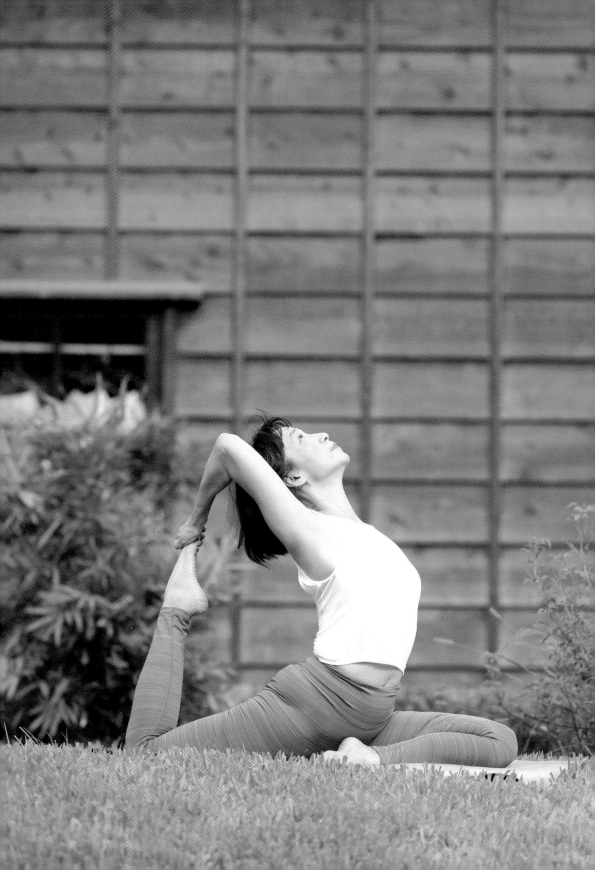

五臟能量

的升降浮沉為身心帶來的影響

走、睡、吃、笑是生活中再平常不過的事，但這些都得依賴能量的挹注，才能被實現，能量就是這樣一個看似虛無，卻又異常重要的東西。人的能量如何產生？又儲存在哪裡？《內經》說到「所謂五臟者，藏精氣而不瀉，故滿而不能實」，這裡說的精氣就是身體能量，分別屬於能量面的元陰、元陽和氣，還有屬於物質面的血和津液，而原來它們平常都被收藏在五臟當中，然後再依據使用的頻率，適時做出分配、回收或是調節，就像大型的巴士站，平日得依據一般運量排定發車的班數，當遇上節日或是連假，就要評估那個縣市需要增班或減班，五臟的工作就是如此，因此被定義為「藏精氣而不瀉」。

不過中醫的五臟和西醫所定義的臟腑並不是對等的，五臟的精氣只是以一種能量形式存在，如同我們所呼吸的空氣般，被必要的依賴著，可是又無法得出其具體的樣子，因此能量會在無形中被耗損，衰退的發生又是不著痕跡，因此，認識五臟的養護方法是生命能被好好存續的重要課題。

以下就讓我們從生命活動的起始點——腎氣，進入五臟的能量中吧！

腎氣

誕生、初見、衰退

腎氣的外顯、膀胱經的散布作用

腎氣 新生命是腎氣萌芽的初始、 年老是腎氣衰退的外顯

新生命的降臨，總能帶給人們新的希望，古人甚至用此當作破除厄運的方式。三歲以下的幼兒為純陽之體，代表身體的氣相當暢旺，因此孩提時期的長成速度在整段生命歷程中是最快的。每個新生命初始樣貌的雛型，某些部分來自於家族體質的傳承，其餘則視母親在孕育期間所攝取的飲食種類、情緒的上下浮沉與生活作息的狀態而定，因為這些要件決定了孩子先天之氣的強弱。

先天之氣就是「腎氣」，是腎陰和腎陽這兩股精氣儲存的地方，也是身體物質和能量的基礎，如同小樹萌芽時需要大地滋養，如果不幸長在貧瘠的土地上，物質補給無法充分給予，所傳輸出的能量有限，樹木便容易發育不良，長得不夠強壯，以致沒有能力抵禦突來的風雨。腎氣就是這樣的物質，它是人體生長、發育和強壯體質的根本。所以腎氣較弱的孩子，小時候總是病痛不斷。

腎氣的變化起伏就像一條生命的能量曲線。在內經中它被定義為「隨著年齡而起伏的氣行」，當年齡逐漸由幼年轉至少年，氣行也漸次的增強而穩定，這時曲線呈現斜角度的上升，因此總有滿滿的體力，在這個階段很難感受到「疲累」，即使感覺累了，也能夠迅速進入沉穩的睡眠，快速的修復；但隨著年紀來到中年，曲線轉成平穩的橫線，

雖有小幅度的走弱，但能量還算充盈，足以對應周遭紛沓而至的人事物，如果不小心錯入混亂的生活步伐中或是過度的揮霍，曲線就可能瞬間下滑，因此有些三十多歲的男女，臉色暗沉、莫名的腰痠背痛、或是早早白了少年頭，不過這時只要能及時調整生活步調，損耗的腳步將再度趨緩，曲線就能逐漸回到原本幅度上；到了老年，線形來到往下垂降的斜角度，體力變得大不如前，睡眠也常常時醒時睡，總是睡不沉，無法負荷長時間的活動。腎氣就是這樣的連結生命的起始與消退。

腎氣的下滑通常都在不知不覺中進行，當我們意識到身體的改變時，通常已歷經一大段時日了，而我身邊就有一位這樣的學生。

初識這位學生時，她臉上總是帶著笑容，在路上經常遇見熟識的朋友，顯見人緣很好，不過她脫髮相當嚴重，頭頂間隙中會顯露出頭皮的顏色。平日在麵包店工作，顧店時，麵包就是她最佳的餐食了，這種飲食慣性不斷持續著。上課時，身形短小、微胖又有著硬厚背部的她，進入扭轉時，因為無法克服背部肌群的僵硬，只能來到稍許扭動的位置。停留在下犬式時，也因後側膀胱經的緊度，足跟騰空。記得有一陣子，她

突然變得很瘦，仔細一問，才知腎臟出了問題，為了調整自身的狀態，她開始戒掉每晚的麵包餐食，並且一改上課晚到的習慣。說也奇怪，漸漸的，她扭轉深度開始改善了，進入下犬式時，腳跟也可以穩穩下踩，雖然我知道她還被耳鳴所困擾，但相信只要願意邁步向前，腎氣消退的腳步也會減緩下來。

腎氣如何表現在身體部位上

腎氣是人生長、發育的基本能量，而這些氣行也是身體物質被建立的根本。就像培養植栽，起初盆內土質相當鬆軟，空隙中有充足的空氣流動及水分下行的空間，物質的補充也供給正常，植物自然能吸收到足夠的養分，但時間一久，如果沒有經常清理生長環境，土壤中的有機物容易受到周遭濕度的影響而出現發霉的狀況，或是因不當肥料的澆灌而導致土質硬化，植物就會枯萎。

人的能量也是如此，一旦能量不足以分配，身體只能選擇先供給臟腑運作所需，位於末梢的毛髮逐漸得不到氣血的供養，頭髮便會慢慢變少，白髮比例增多，水分失去了腎氣能量的推動，導致腿部濕氣無法順利代謝，沉降到下肢

引起腿脹，這時與腎經互為傳導的膀胱經，也出現水分無法氣化，所以腰部到腳跟都會跟著變緊，容易引起靜脈曲張或是足底筋膜炎。

頭髮———頭髮的生長其實得依賴血液滋養。血液屬於物質面的補給，若腎氣衰退，就沒有足夠的精氣轉化成血液，會引起掉髮、髮色變得灰白或是有禿頭的現象。

骨頭———進入更年期後的女性容易出現骨質疏鬆的情形，起因於腎氣衰退後物質補給面不足。若因惡性的生活作息讓腎氣衰退加快，牙齒就會動搖，關節退化也會提早到來。

耳朵———五感中聽覺的靈敏與否，也與腎氣有關。精氣充足所生成的精微物質可以濡養耳朵，強化聽力的狀態，作用就像是唾液，分泌充足，就擁有順利分化食物的能力。因此當腎氣不足，就會出現耳鳴，聽力也有下降的狀態。

胸口———腎有納氣作用，就是和位於胸口的肺氣成為身體上下氣流動的推動力量。如同植物要從根部吸收氧氣，同時也藉由葉片的光合作用取得能量，兩者合作，植物才能好好成長。人如果失去了充足的腎氣支持，呼出的氣就會遠多於吸入，而且會經常感到呼吸急促。

腰部———在第二腰椎的橫線區域中，有著督脈的命門穴和膀胱經的腎俞穴，兩者都是補養腎氣的重要穴位，腎氣的下陷容易顯現在這裡，支撐腰部的能量減弱，容易頻頻腰痠或是有莫名的下背痛。

腿部———腎經和膀胱經分屬陰面和陽面，互相依存。腎主水液代謝的作用，需依賴膀胱經的陽面氣行幫忙，當腎氣轉弱，水液可能無法順利氣化而讓腿部出現水腫，除了小腿會變緊之外，還可能發生足底筋膜炎的現象。

生活中不好的習慣會讓體質下修

白天與黑夜分屬陽和陰，過與不及也是陽和陰的表現。陽面象徵活躍和積極，讓人沉靜和退後則是陰的作用，兩者掌控了萬物生理活動的狀態。當離開黑夜的包覆，人會自然從睡眠中醒來，身體內部開始活動，進食和代謝的開關

被啟動，直至黑夜再度來臨。

　　陽與陰的轉化也能修復萬物的缺損，記得有次感冒生病，白天時，鼻水不停的流瀉，當太陽下山後，鼻水就頓時消失得無影無蹤，因為陰是屬於物質面的補給，夜晚的陰面能量可以補足自身因陰氣過虛而造成的水液流失，若是不謹守陰陽的修補時間、總是恣意妄為，大量減損的就是腎氣，容易形成早衰或是疾病發生。

　　「精藏於腎」腎中精氣包含了陰和陽，腎陰維持物質的穩定補給，腎陽則負責推動物質的輸送，因此若總是熬夜晚睡或是放肆玩樂，在這種情形下，身體強迫物質繼續供給，腎陽就會過度的耗損，腎陽如同太陽的能量，內在能量根本無法抵擋氣候的快速變化，感冒生病就變成了常事，有些人則是為了瘦身，讓物質失去原有的穩定補給，造成

了腎陰衰退，身體內的血、水出現不平衡，這時皮膚可能變得乾燥，經期跟著一再後延，內分泌的行進當然也變得一團混亂。

體會腎氣能量的導引

　　自然界的能量很容易得見，像是雷聲震響時，是因雲裡面正、負電的電場作用，讓雲的周遭出現閃光，而此時空氣瞬間膨脹，才產生了強大聲響，形成眼中所及、耳能聽聞的能量傳動。而人的內在能量，雖不能立刻感知，但可由外顯於臉部的顏色或是身體溫度的變化來探知，並藉由簡單的氣行導引方式，配合身體腎氣外顯的部位，來感受能量的上升。

黑色食材 —— 有助於腎氣的補養

五色理論中，黑色食材有助於腎氣的補養，像是黑木耳、黑豆等，可以將黑木耳打成碎片，再加入黑糖熬煮成甜羹，就能適度補充腎陽，提升自我能量。另外，肝腎是同源的，因此也可以食用枸杞和紅棗，枸杞能滋補肝腎，而紅棗有助於養肝血，這兩者可以煮成茶飲，天天飲用，陰血補足了，掉髮的狀況就能逐漸改善。

腎氣能量 → 簡易蛙式

先來到俯臥的姿勢，趴在瑜伽墊或是床上，將兩腳大大的開展，再把膝蓋彎折、小腿彎曲，腳底來到貼合的位置上，兩手向前延伸，停留 5 分鐘。這時你會感覺足底慢慢變熱，甚至沿著內腳踝側上行，溫熱了足弓這一側。足底本就是腎經的起點、湧泉穴的所在，當腳底貼合，兩側的氣行出現互相鼓動，腎氣隨之冉冉上升，能量上揚後，當腳底再度觸碰地面，地上的寒氣就會變得清晰可感。

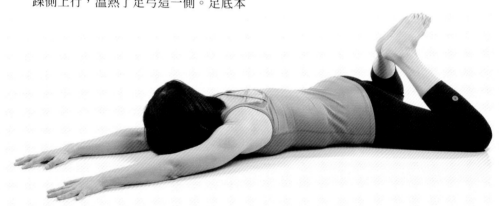

補養腎氣的瑜伽體位

腎氣的衰退減緩並非一朝一夕而成，若每天能固定進行 10 分鐘提腎氣的練習，就會大大減低腎氣的消退速度。腎氣會表現在身體的那些部位，其實並不難理解，我們可以從年長者的身體表現得知。年紀逐漸增長後，走路速度開始轉慢，沒辦法走得很遠，那是因為下肢和腰部是腎氣所主導，腎氣變弱後，核心力量漸漸無法支撐身體挺起的需求，於是椎節出現微駝，肩膀轉而向前微傾。因此加強足底湧泉穴和腰部腎俞穴、命門穴，就可以強化腎氣，身體也會感到輕盈不少。

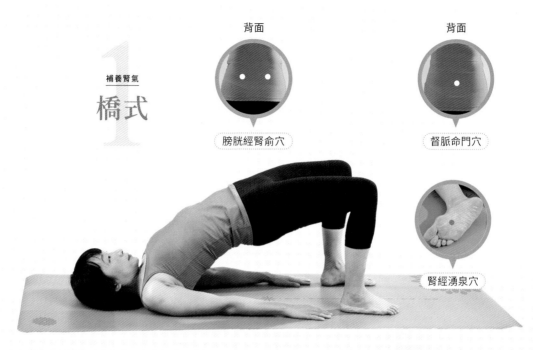

背面　　　　　　　　背面

膀胱經腎俞穴　　　　督脈命門穴

腎經湧泉穴

補養腎氣
橋式
1

▲專注點：足底和腰部

動作：仰臥於瑜伽墊上，兩腳彎起並打開與臀部同寬 → 兩手指尖來到觸及腳跟的位置，兩手心朝下貼地 → 核心收縮，再將尾骨上推，臀部、下背和上背部依序離開地板 → 停留時，兩腳腳趾維持貼緊地板 → 兩手用力推向地板，上下力量互相幫忙 → 保持自然呼吸，停留 30 秒 → 需進行 3 次。

補養腎氣
站姿蹲式平衡式
2

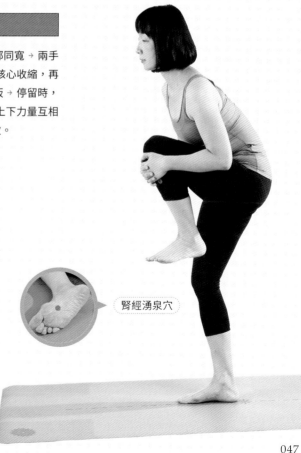

腎經湧泉穴

▶專注點：足底

動作：站立於瑜伽墊或地板上，兩膝微蹲 → 一腳上提，兩手抱住小腿 → 保持自然呼吸，停留 10 秒，換腳進行 → 兩腳反覆 5 次。

腎氣低下
造成的不良體態

椎節

腎氣掌控了骨頭的密度和強度，骨頭負責了撐起人體的功能，因此當腎氣不足時，不管坐著、站著或走路，都會因能量低下而引動出骨骼的變異，而椎節的架構本就在頸部和腰部處呈現向內凹折的型態，若腎氣低下，需要氣力保護的腰椎和頸椎就可能造成過度下塌的樣子。

腰椎下塌———腰椎的稜線上出現深凹下沉的縫隙，甚至能容納下單隻手指直直放入，也就是常說的骨盆前傾的型態。

頸椎內凹———從髮際到頸胸椎交界點的突起點，本來會呈現滑順的凹形，但這時頸椎第六、七節卻出現隆起，而讓第四、五、六節的內凹幅度加深。

尾椎突起———尾椎位於脊椎骨的末端，是由退化椎骨結合而成，是微突的形狀，但過於突出的話，外觀會高過於薦椎。

身形

腎主管身體水分的平衡，腎陽的推動作用，形成了水液的氣化，藉由三焦的運作上行到肺部，肺氣幫忙分離水液的清與濁，屬於濁的水液，需要腎氣的作用，將它推向膀胱，最後形成尿液。當腎氣不足，水液代謝就會偏離正常途徑，出現瘀滯。

臀部較大———腰臀比例偏大，臀部和大腿處贅肉較多。

腿部水腫———用手按壓腿部肌肉，容易出現凹陷，恢復速度偏慢。

髖部緊繃———兩腳左右打開最大時，兩側臀部容易出現肌肉抽筋，甚至臀部有疼痛感。

頭髮

面部

腎有藏精氣的作用，精氣與血的生成有密切的連動，頭髮的生成和顏色都是血氣充盈與否的表現，因此頭髮生長狀況顯示了腎氣的狀態。當人因工作忙碌或是長期處在憂慮操勞的情緒下，過多精氣因而被消磨大半，頭髮自然無法受到良好的滋養，就容易出現少年白的現象。

黑色屬腎，當腎氣能量低下時，臉部的顏色就會顯得較為暗沉。主要是因為臉部的部分肌肉層較薄，當血氣不足以形成好的循環，瘀滯就會讓臉色變差。

少年白———黑髮的間隙中有明顯的白髮分布。

頭髮稀疏———頭髮密度偏低，頭皮清晰可見，髮色也較淺。

黑眼圈———眼周附近顏色較暗於臉部其他部位。

臉色呈現暗灰———循環不良的位置擴及整個臉部，臉上看起來沒有光澤，像有一層紗罩住。

下巴長青春痘———下巴是腎氣的反射區，也就是腎陰陽是否處於平衡的表現，因此女生通常在經期時，嘴唇的下方會有長痘痘的困擾。

經絡瑜伽療癒

改善腰椎下塌所引起的
腰痠背痛

海豚式和鴿式串聯序列

病機緣由

腰部是腎氣表現的部位，出現無力的狀態應該是腎氣偏弱，無法支撐本就需承載身體重力的任務，腰椎只好以下塌的型態來因應壓力。但如果還常感到腰部疼痛和痠脹，說明腰部也存在了濕寒氣的停駐。濕和寒都容易讓肌肉呈現緊縮，減慢血液循環的流暢度，腰部當然經常感到不舒服，甚至在姿勢的轉換上，也會因腰部緊繃而動作變得緩慢。

經絡瑜伽帶來的療癒

瑜伽序列的安排是以腰部和腿部內側腎經為主。首先腰部平行騰空於地面，藉由對抗地心引力下拉的力量，刺激腰部的氣行流動，而此時相對應的核心肌群，也形成了內收縮的狀態，這樣可以刺激位於腰部兩側膀胱經的腎俞穴和志室穴，幫助腎氣上揚，然後再用大腿與小腿呈現的彎曲度，拉動靠近地板處，腿內側下緣線的腎經，停留時，腳跟得保持勾緊，這樣除了腎經以外，也能深層的刺激足弓處的湧泉穴和內踝尖旁的太谿穴。

刺激的經絡和穴位 | 腎經湧泉穴、太谿穴 | 膀胱經腎俞穴、志室穴

1 海豚式

1　兩手心貼地於肩下，兩腳膝蓋跪地，大腿垂直地面，先來到貓式的位置上。

2　將兩手肘下壓貼地，手肘維持在肩的正下方，兩手指尖朝向正前。

3　感覺肚臍向後背收縮，臀部微微內收，兩膝伸直離地。

4　停留 5 個呼吸。

5　停留時，手肘向著地板，有向下推的力量，大腿內側試著向內夾縮。

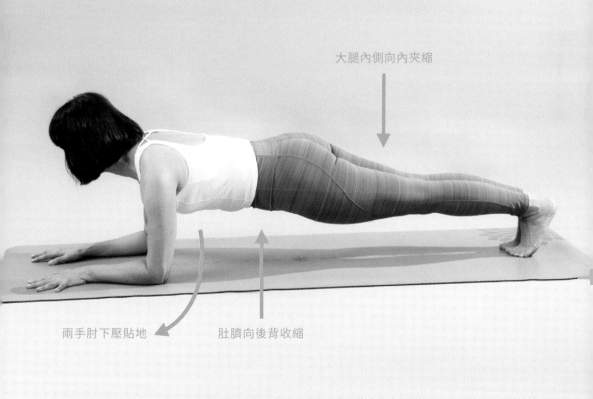

大腿內側向內夾縮

兩手肘下壓貼地　　肚臍向後背收縮

2 海豚式

單腳抬高

1 維持海豚式的姿勢，單腳抬高。
2 臀部繼續內收，骨盆維持穩定的位置，手肘繼續維持向下壓，強化肩膀力量的穩定。
3 停留 2 個呼吸。

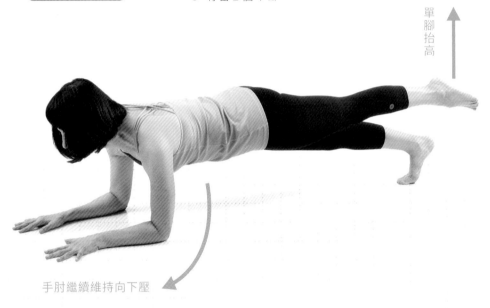

單腳抬高

手肘繼續維持向下壓

3 海豚式

加重核心收提

1 單腳往內彎折，盡量貼近腹部，臀部朝向天空方向推高。
2 眼睛看向兩手肘中間，感覺肚臍繼續向後背部收縮。
3 停留 2 個呼吸。

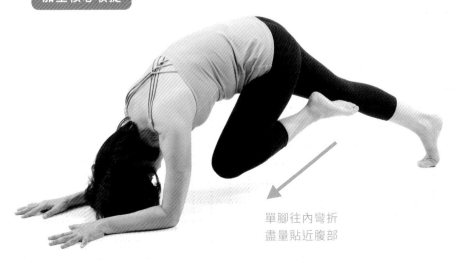

單腳往內彎折
盡量貼近腹部

4 鴿式

1 將內收的前方腿部向前，膝蓋來到同側手腕旁邊，平貼於地板上，小腿和大腿的角度維持 45 度角，腳跟勾起。
2 另一側的腳維持伸直，5 個腳趾牢牢貼地，髖部感覺向下沉降，盡量讓髖關節貼於地板，感覺兩側的骨盆維持在同一高度上。
3 兩手維持肩膀的寬度，向前延伸，兩手心、手臂貼於地面。
4 停留 5 個呼吸。

兩側的骨盆維持在同一高度上

兩手向前延伸

腳背貼地

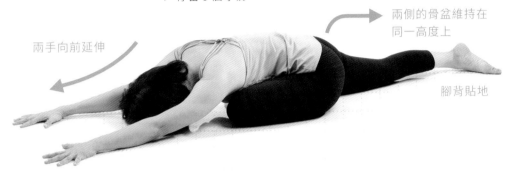

5 單腳坐姿前彎

1 後方腳向前，轉為伸直腿部，來到坐姿。
2 另一腳維持彎曲的角度，足底貼於另一腳的大腿內側。
3 兩手指尖後頂地，展開胸口。
4 兩手再向上延伸，手心朝內，貼於耳朵兩側。
5 身體向前來到 45 度的角度，保持前彎，核心微微內收，椎節向前盡量延伸。
6 停留 6 個呼吸。

依 1、2、3、4、5 做完之後，再換邊進行。

身體向前 45 度的角度，核心微微內收

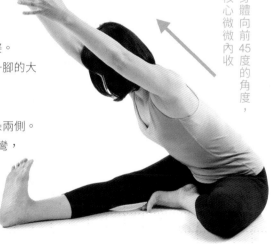

注意事項

- 海豚式需要肩、背、腰三者力量的穩定，當腎氣不足時，三方的力量會偏弱。剛練習時，如果手肘很快出現痛感，可以減少停留時間到 2 個呼吸。
- 鴿式開髖時，髖部如果本來就有偏移，會出現明顯的痛感，這時可將呼吸放緩，吐氣的時間拉長，這樣就能減輕髖部的不適。
- 串聯序列皆為前彎體位，每次的段落應該再回到俯臥姿放鬆。

經絡瑜伽療癒

改善下身水液失調所造成的
梨型身形

變形束角式和花環式串聯序列

病機緣由

水本是向下流瀉的，透過腎陽的力量加上肺氣的幫助，才能順利構成上下的水液循環。不過腎氣一旦變弱，水液少了那股向上推動的助力，水液的沉積就會造成內側經絡和外在膽經的阻滯，血液循環也跟著變緩，廢物排動不了，只好堆積下來，因此臀部兩側的贅肉變多。又因為外緣是寒濕氣容易侵襲的部位，所以這裡的溫度總是偏低，導致下身形成了梨型的樣態。

經絡瑜伽帶來的療癒

此處瑜伽序列的設計是希望牽動內側腎經，改善腎氣偏弱所引起的水液流動不良。同時活化膽經的氣血，提升身側的溫度，幫助代謝掉沉積下來的多餘廢物。而膽經循行於身側、臀部和大腿外側，也剛好連接了腰部，以這些方式療癒不僅能改變身形，連下背痛也能得到緩解。

| 刺激的經絡和穴位 | 腎經湧泉穴 | 腎氣反射區──足跟、膽經 |

1 變形束角式

前彎

1 坐姿，兩腳向內彎折，腳底貼合，來到蝴蝶式。

2 兩腳底保持貼合，向前方推出，讓大腿和小腿的角度呈菱形。

3 兩手放於膝蓋上方，椎節向上拉長，臀部保持微縮，身體再向前彎。

4 停留時，兩側膝蓋向下沉，感覺來到地板。

5 停留 5 個呼吸。

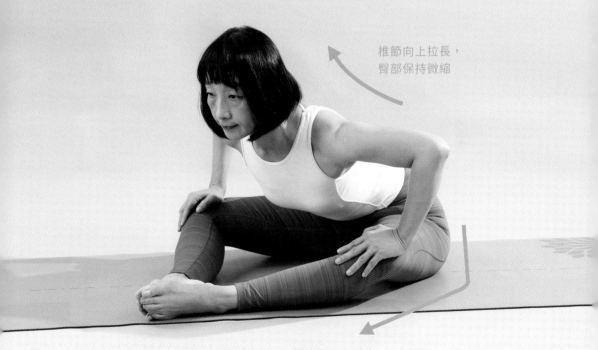

椎節向上拉長，
臀部保持微縮

大腿和小腿的角度呈菱形

2 變形束角式

腳尖外展

1 停留在菱形蝴蝶式，兩腳指尖向外打開，腳尖朝側。
2 兩手向前挪動，分別捉住腳底，再一次前彎。
3 維持臀部的力量，肚臍盡量向後背內收。
4 停留 5 個呼吸。

肚臍盡量向後背內收

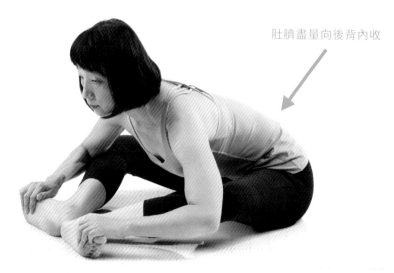

3 束角式

後仰

1 兩腳往內回收，盡量貼近鼠蹊部。
2 兩手指尖後方頂地，肩膀後旋，上背往椎節集中，身體來到後仰。
3 臀部保持微縮，膝蓋下沉。
4 停留 5 個呼吸。

肩膀後旋
身體後仰

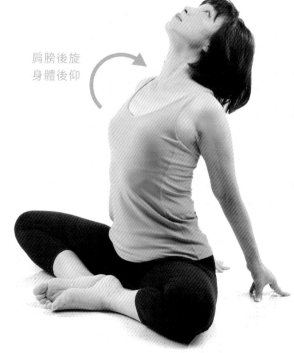

4 變形束角式

重心轉換加強

1 兩側膝蓋上提，兩手向前方貼地，臀部跟著離地，腳底維持互貼著。
2 核心維持內收，臀部也微微內縮。
3 停留 5 個呼吸。

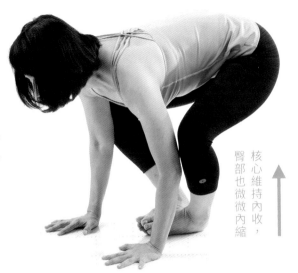

核心維持內收，臀部也微微內縮

5 花環式

1 兩腳踩地，腳內側的大拇指和足弓側維持併攏，兩側膝蓋左右盡量打開，來到身體的寬度。
2 臀部下沉，呈開髖蹲式。
3 兩手伸直向前延伸。
4 停留 5 個呼吸。

大拇指和足弓側維持併攏

兩側膝蓋打開到身體的寬度。

依 1、2、3、4、5 做完之後，可以反覆進行 2～3 次。

注意事項

- 進入第 3 個動作時，腎氣偏弱的人，膝蓋會停留在較高的位置，這時可以用毯子或是墊子，放於坐骨下方，幫助膝蓋放鬆下沉。
- 進入第 4 個動作時，因為重心轉換，腿部的壓力會變重，這時臀部更緊縮，眼睛要看向前側的地板。
- 進入第 5 個動作時，如果腳跟無法踩地，可以放置瑜伽磚於坐骨下方。

經 絡 瑜 伽 療 癒

補養氣血
改善脫髮

單腳快樂嬰兒式和魚式的串聯序列

病機緣由

「腎之華在髮」也就是說腎精氣的強弱會表現在頭髮上。腎氣充足的人，頭髮會顯得有亮度而茂密。但為何有些人頭髮總是看起來較為塌陷？甚至特別選用了去油脂的洗髮精，依舊無法得到良好的效用？這其實跟腎陰的狀態有關，如果經常熬夜或是工作過於疲累，陰面的血無法順利生成，身體所虧損的物質就沒辦法得到補足，長久下來，內在的血、水總是處於失衡狀態，頭髮當然無法找到平衡點，於是脫髮變得越來越嚴重。

經絡瑜伽帶來的療癒

此處的瑜伽序列著重於大腿內側的腎經拉提，雖然沒有特別標示出的腎經穴名，但仍然是氣行流動的部位，因此強化大腿內側的伸展，能幫忙改善腎陰的狀態。另外，這套序列還加強了百會穴的按壓，它是陽氣的匯集生成點，能活化頭部的氣血生成，對於頭髮的再生有莫大的助益。

| 刺激的經絡和穴位 | 腎經 | 肝經陰包穴 | 督脈百會穴 |

1 單腳快樂嬰兒式

1 呈仰臥姿勢,兩腳彎曲踩地,一腳上提,保持膝蓋彎曲,大腿內側平行天花板,小腿則垂直天花板,一隻手沿著膝蓋內側,手捉腳底。

2 兩側的臀部維持固定貼於地面,膝蓋外推,手用力下壓腳底,膝蓋來到側腰的旁邊,另一腳維持踩地不動。

3 上方彎折的腳,腳跟要維持勾緊。

4 停留 5 個呼吸。

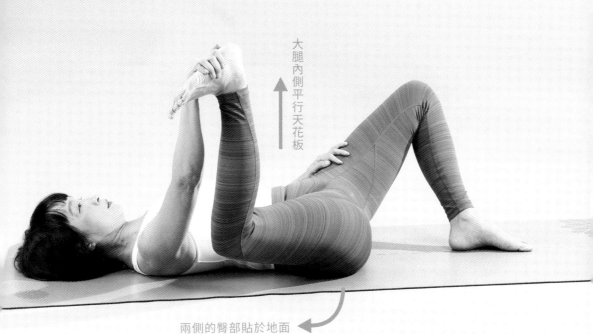

大腿內側平行天花板

兩側的臀部貼於地面

2 單腳快樂嬰兒式 外展腿部

1. 接續上方的姿勢，將上方垂直於天花板的小腿，慢慢往側斜上方伸直腳。
2. 核心維持收縮，伸直腳的臀部和大腿外側維持緊縮，腳趾尖盡量朝地板方向。
3. 停留 5 個呼吸。

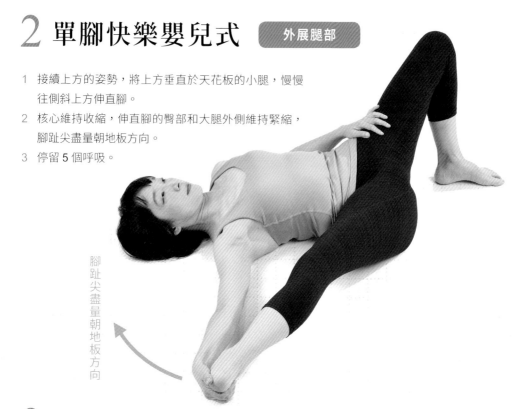

腳趾尖盡量朝地板方向

3 單腳弓箭式

1. 接續上方的姿勢，將伸直的腳回到彎折，放回胸前，兩手同時捉腳，小腿上推，腳踝來到下巴的上方。
2. 停留 5 個呼吸。

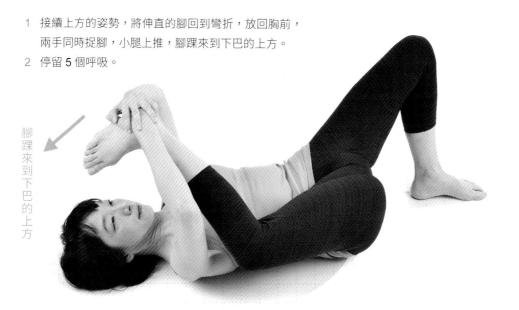

腳踝來到下巴的上方

4 魚式

1　兩腳伸直，兩手手心朝下，貼於身體兩側。
2　臀部固定，推起頭部、胸口、腰部，離開地面。
3　手肘彎曲貼地，用力推向地板，肋骨上提。
4　下巴上推，臉朝向後方，頭頂部位頂於地面。
5　停留 5 個呼吸。

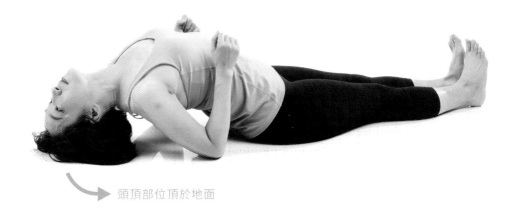

↘ 頭頂部位頂於地面

5 魚式

1　接續上方的姿勢，頭慢慢轉向一側。
2　停留 3 個呼吸。

加重穴位按摩

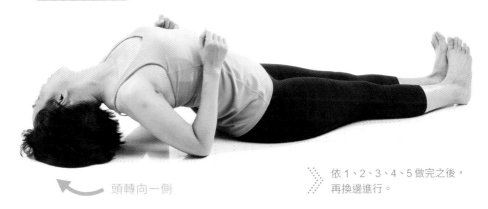

← 頭轉向一側

⋰ 依 1、2、3、4、5 做完之後，
再換邊進行。

注意事項

● 魚式對頸椎會造成壓力，可以用瑜伽磚幫忙，將瑜伽磚立起橫放，墊於上背部，再將頭頂頂於地面。

經絡瑜伽療癒

按壓穴位
改善腿部水腫

英雄一式和三角式的串聯序列（運用瑜伽磚）

病機緣由

腎的濕氣比較容易停留在下半身，就像毛巾掛在架上時，若毛巾扭得不夠乾，所有的水分，會往下聚集到毛巾的下方，形成下方水分積聚的現象。因此當腎陽不足時，水分無力被回送或是代謝，濕氣只好往下沉積，造成腿部容易腫脹或是水腫。而腎陽不足所引起的濕氣停滯也會出現在臉上或是全身，這也是有些人為何會在睡醒時眼睛或臉顯得浮腫，所以只有提動腎陽才能改善水腫的狀態。

經絡瑜伽帶來的療癒

湧泉穴能同時調節腎陰和腎陽的狀態，因此在序列中，運用了英雄式和瑜伽磚兩者的結合。當英雄式的前腳保持膝蓋彎曲時，湧泉穴能藉由瑜伽磚所創造出足跟和腳趾上提的斜面，得到充分的按壓。另外，與腎氣協同運作膀胱經，有除濕作用的承山穴，也因為腳跟的角度關係，被深層的打開。

刺激的經絡和穴位 | 腎經湧泉穴 | 膀胱經承山穴、委中穴

1 英雄一式（運用瑜伽磚）

1 從貓式開始，兩手心貼地於肩下，兩腳膝蓋跪地，大腿垂直地面。
2 一腳向前，來到手臂的內側，將瑜伽磚以平擺橫放方式放到腳底，以腳底湧泉穴的位置，將腳踩在瑜伽磚上，後方的腳膝蓋伸直，腳尖朝向 45 度踩於地面。
3 兩手心相對，維持肩的寬度，貼於耳朵的兩側，來到後仰的位置上。
4 後側腿部的臀部維持收縮，核心也保持收縮。
5 停留 5 個呼吸。

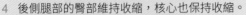

腎經湧泉穴

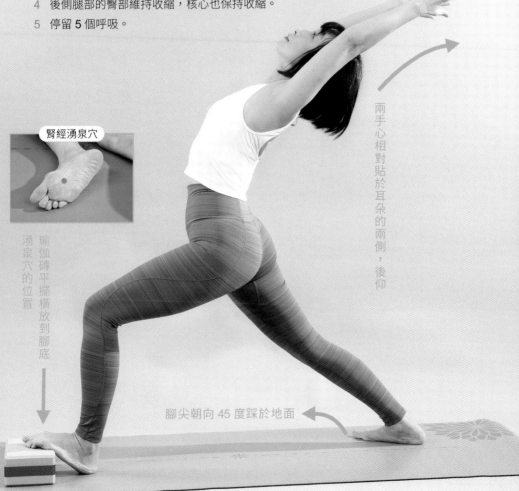

兩手心相對貼於耳朵的兩側，後仰

瑜伽磚平擺橫放到腳底湧泉穴的位置

腳尖朝向 45 度踩於地面

2 英雄一式
（運用瑜伽磚）

前彎

1 接續上方的姿勢，核心維持收縮，椎節向上延伸，兩手繼續貼於耳旁。
2 向前前彎，腹部貼於大腿上，背部維持力量。
3 停留 5 個呼吸。

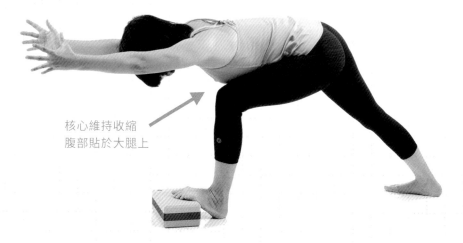

核心維持收縮
腹部貼於大腿上

3 英雄一式
（運用瑜伽磚）

穴位按摩

1 接續上方的姿勢，兩手下貼於瑜伽磚上。
2 後方的腳跟離地，停在腳趾頂地的位置上，位於磚上的腳，腳跟離地，再下踩回地上，兩者反覆來回各 10 次。

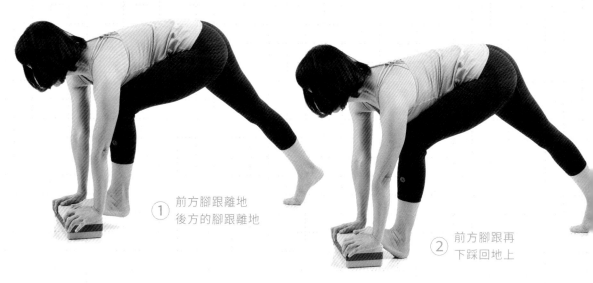

① 前方腳跟離地
　 後方的腳跟離地

② 前方腳跟再
　 下踩回地上

4 三角式（運用瑜伽磚）

1 接續上方的姿勢，前方的腳伸直，腳趾尖用力捉緊瑜伽磚，後方腳踩地，腳趾尖朝向側面。

2 一手貼於前側內側的磚上，上方另一側的肩膀後旋，手向上伸直，手心朝向側面，身體呈扭轉。

3 停留 5 個呼吸。

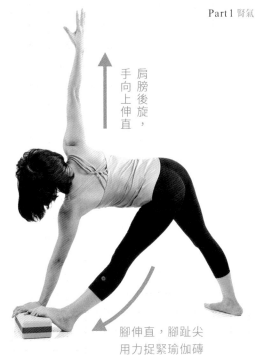

肩膀後旋，手向上伸直

腳伸直，腳趾尖用力捉緊瑜伽磚

5 幻椅式

（運用瑜伽磚）

1 接續上方的姿勢，前方的腳，膝蓋回彎折，腳跟踩地。

2 後方的腳也向前，兩腳維持彎曲，都踩在磚上，兩腳併攏。

3 兩手向前伸直，膝蓋來到腳趾頭的上方。

4 停留 5 個呼吸。

5 再把膝蓋打開伸直，兩手手心相對，貼於耳朵兩側。

6 停留 5 個呼吸。

7 兩者反覆進行 10 次。

依 1、2、3、4、5 做完之後，再換邊進行。

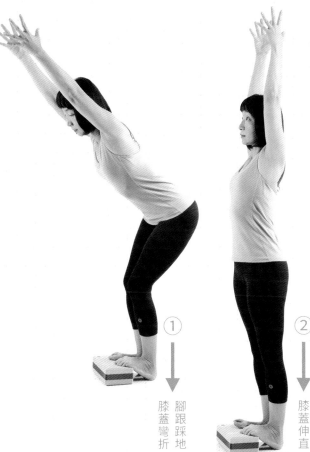

① 膝蓋彎折 腳跟踩地

② 膝蓋伸直

注意事項

● 瑜伽磚的厚度可介於 6.5 公分到 7.5 公分之間，硬度選擇 50D 即可。

脾

氣

轉化、堆積、滋養、排動

脾氣升清的能量、胃氣降濁的輔助

Ⓐ 改善內在濕氣過多而形成的手汗、腳汗——低位弓箭式和跪姿扭轉式

Ⓑ 調整胃部虛寒下的胃突身形——低位弓箭式、單腳英雄坐和蛇式

Ⓒ 補養脾氣不足引發的肌肉柔軟下塌、無彈性——站姿英雄一式和幻椅式

Ⓓ 改善代謝效率、調整肥厚又僵硬的大腿前側——海豚式和低位弓箭式（運用瑜伽磚）

瘦弱是脾氣過弱的結果、
肥胖也是脾氣衰退的外現

人類要維持身體能量不墜，得依靠食物補給，因為食物所供給的各種精微物質能促進人體生長和發育，還能幫助修補體內組織可能受到的虧損，當然也是免疫力的來源，但這些帶有滋養成分的物質要能順利被人體所使用，得依賴脾胃氣的正常轉化，這些作用才能實現。

轉化、堆積、滋養、排動是身體脾胃運作的流程。食物先來到胃部，胃氣正常升降，讓食物轉化成糜狀；進一步分解得到的精微物質，再轉由脾氣進行分配、儲存，有一部分輸送到全身，形成了身體或四肢行動的能量，另外轉化為廢物的部分，就下送到腸子。看似正常不過的由上而下流動模式，卻可能因胃氣不足，導致食物停留在胃部時間過長，或是形成堵塞，引起反向而行的胃食道逆流，或是因脾氣不足，無法順利轉化水分和食物，讓多餘的水分、濕氣和廢物的輸送與代謝出現停滯，腹部因此出現發脹，或是身體、四肢莫名水腫，排便也跟著失序。

這樣說來，脾其實掌控了全身運作的能量，因此它是人能量轉化的關鍵，難怪脾胃氣一旦失序，身心容易感到困倦，不管是在玩樂放鬆或是拼搏工作時，體力總是比不上他人，而且脾氣的下陷，也改變了肌肉外現於體表的樣貌，精微物質來不及補充，使臉部、身

體、手腳的肌肉逐步流失，讓整個人看起來身形顯得瘦弱，皮膚肌肉鬆垮，體態也顯得略駝，外表看起來比別人大了好幾歲。

不過脾氣虛弱，也可能有另一種反向的體態發展——可以從這位學生的狀態窺見。

初接這堂瑜伽課時，剛好練習的場地被換到較小的教室進行，還不到二十坪的空間，硬生生塞進了大約 30 個學生，瑜伽墊毫無空隙的並排著。我一眼就看見這位學生，小小的臉蛋卻搭配著不符合比例的身軀，序列行進時，她後仰的深度令人咋舌，前彎時也輕輕鬆鬆呈現了對折的樣態。下課後，她跑來跟我寒暄，近距離的觀察，我看不到她身上有任何結實的肌群，鬆垮的身體和粗軟的手臂，腿部反而顯得略小，如此的身形是非常標準的脾氣虛弱、痰濕滿載。

脾氣負責了身體水分的運化，首先將食物轉化後的水分輸送到肺，同時也將多餘的水分，往下送至腎，好進行排出的工作，一旦脾氣偏弱，體內水分的輸送步調會被打亂，在我們毫無知悉的狀態下，逐漸轉化成身體的痰濕，就像是水管中的沉積物般，而且沉積一旦在體內成形，痰濕黏滯且頑固的特性，就會形塑出身上層層堆積的脂肪，下垂鬆

垮的身體就出現了。難怪上課時，她因濕氣不斷往外送出，總是揮汗如雨。不過隨著練習時間加長，她的身體好像水被擰出般，明顯的消瘦下來，顯現了脾氣能量回升的作用。

脾氣如何表現在身體部位上

脾胃最主要的作用是幫助身體內在的升清和降濁。簡單來說就是身體內部物質轉化和移動的程序，像是水力、煤氣可以生成電能，不同肥料的澆灌能夠強化植物的莖葉，或是幫助果實和種子成長，人依賴著物質的補給，生命活動的強度才能維持，脾胃因而被稱為「倉稟之官」。

脾胃氣充足時，物質能量的轉化會先表現於外在的肌肉上，軟 Q 又有彈性，肌肉力量不虞匱乏，四肢也是粗細適中。而脾氣與血液的運化也有密切關係，正常的血液循環能創造出好臉色，皮膚自然擁有粉潤透亮的光澤，以五行來說，土的能量能幫助金的生成，也就是說正常的脾氣可以挹注肺氣的運行，呼吸道的水分能順利進行輸送和代謝，鼻子當然不容易出現過敏。但如果脾氣不足，水分的輸布出現失常，因此在早

上剛睡醒時，臉部總莫名的水腫，而且水腫消退相對的慢。水分和濕氣也可能積聚於腹部，造成經常腹瀉和腹脹。種種內在混亂讓人身體感到沉重，總是無精打采，工作和生活也會陷入水分混亂的輪迴裡。

臉色———食用黃色食物能養護脾氣，例如南瓜、地瓜等，因此脾氣過弱的人，臉色也會偏向萎黃，不過也可能因血液不足，出現毫無亮光的蒼白感。

嘴唇———嘴唇的皮膚較薄，充滿了微血管，所以脾氣很容易顯現在嘴唇上。脾氣不足的人，嘴唇顏色為淺粉色，而因其周圍走的是胃氣，外圈可能呈現淺白色。

眼睛———脾如果有濕氣，眼睛下方可能會有眼泡，皮膚也會有塌陷感，看起來似乎永遠睡不飽。

胃———胃氣有降濁的作用，當氣行無法順利推動消化速度，胃突就很難避免了。

腹部———腹部是脾氣轉動的部位。脾氣不足，小腹容易因發脹而形成微突的外貌。

肌肉———脾主管了肌肉的狀態。一旦脾虛，不管是胖或瘦，肌肉都會軟塌。

四肢———手腳與身體比例相較，顯得細、長，肌肉感覺鬆垮。

生活中不好的習慣會讓脾氣下陷

人們在長時間蜷縮後，會自然而然的想將手腳用力往外推展，伸伸懶腰，這個動作其實是內在的自發調整。所謂的「動可升陽」，是因為身體的一舉一動都得依賴肌肉的收縮和伸展才能完成，而且這種收縮的力道，還刺激了末梢血液的回流，因此延展如同接受到陽光的能量，可以讓人精神感到振奮。但如果整天久坐工作，下班後還要繼續坐著滑手機，肌肉將會逐漸變得無力，掌控肌肉狀態的脾氣就容易受到傷害，下陷的能量也會逐漸影響到消化代謝的效率，脾胃轉弱後，肌肉變得更加鬆垮，整個人看起來會頓時老了好多。

而人的脾胃有著陰和陽不同特性，脾氣喜歡在屬於陰面的燥環境下工作，胃反而要活躍於濕的狀態。若總是愛吃油炸的食物，容易破壞胃氣的運作模

式，導致胃脹、胃食道逆流，或是極偏愛冰飲，造成臟腑溫度下降，減低了腐熟食物的效能，抑或者經常貪食，為了吃而吃，都會讓脾過濕而降低脾氣運化的功能。因此進食的種類應該要盡量達到均衡，否則脾胃失去原有陰陽制衡的型態，導致脾氣下陷，小腹就相對的明顯。

體會脾氣能量的導引

脾胃氣的察覺相較於腎氣來得容易許多，因為脾胃氣擁有轉化物質的能力，物質的入和出也依循實際路徑，且每天不斷的運行著，一旦路徑因某些瘀滯而妨礙了通暢度，氣滯帶出的不好產物就會跟著變多，像是嗝氣或放屁等。人胃氣的運動方向是向下走的，所以食物本該在消化代謝後繼續往下傳動，如果經常在吃飽後，出現嗝氣的現象，代表胃氣是逆行而上，脾氣的氣循環是向上的，但如果經常感到腹脹，還不停放屁，顯示脾氣升清的功能並沒有被完全發揮。我們日常生活中的自然排氣，其實也可以是一種觀察脾胃能量的角度，人體就是一個如此奇妙的能量體。

我們不妨用瑜伽中簡易風箱式，來實際感受氣在體內有趣的流動方向。將手心貼敷於肚臍的任脈神闕穴上，開始進入脾氣的導引。

黃色食材 —— 有助於脾氣的補養

脾胃分屬陰和陽，食物的溫度是影響脾胃能否正常運作的重要關鍵。例如一早醒來時，脾胃經過整晚的休息，需要溫熱的食物來啟動胃氣，而糜粥正符合了脾胃的需求。所謂的糜就是將米煮到濃稠的樣子，當米熬煮到糜的狀態，表層會出現黏稠的白色物質，而這層米油很能滋養脾胃，因此生病發燒時，我們也用喝粥來強化身體的能量。另外，黃色食材的養分是走向脾胃的，例如南瓜、木瓜或馬鈴薯等，我們可以將南瓜蒸熟後，加些水，用果汁機打成泥狀，再加入少許鹽，煮成南瓜湯，這也是養脾氣的好方法。

脾氣能量 → 簡易風箱式

身體仰躺於瑜伽墊或是床上，將兩腳彎曲來到臀部寬度後踩地，右手手心貼於肚臍，左手手心放置於右手手背上，重疊擺放，閉起眼睛，念頭專注於肚臍，維持反覆的自然呼吸，大約在5、6次呼吸後，會發現手心不斷熱了起來，肚臍溫度也逐漸上升，那是因為手心中間的勞宮穴屬火，火本就有溫熱的特性，氣行和專注的念頭交互形成了更強的能量推動，接著溫度開始上下傳導，腹部有氣行的走動，腸子出現滾動感，多餘的廢氣不斷下行，氣行足夠的人，連胃部、大腿內側、小腿內側和腳的大拇指都能感受到溫度的上揚，除此之外，兩腳與下腹所構成的角度，讓上下腹部交界處的肚臍自然下沉，穴位能量因此更輕易被提動上來。

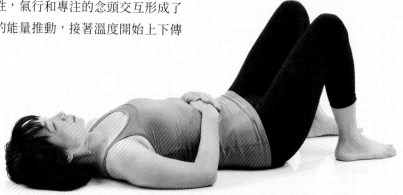

補養脾氣的瑜伽體位

脾胃氣被定義為後天之氣，因此氣行的強弱變化與生命活動的行進過程中，所攝取的飲食種類、烹調方法和進食習慣都有連帶關係。像是素食者若出現貧血現象，可能是脾氣下陷所引起的血液運化不足；或是長期只偏愛肉類，可能累積出過重的濕氣。脾氣會因飲食而趨下，但也可能是脾氣本就偏弱而影響到食物轉化物質的速度。不管緣由來自何處，提動脾氣的練習，還是維持生命動能的最好方法。

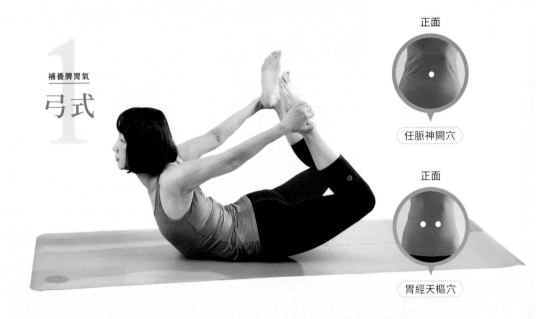

正面

任脈神闕穴

正面

胃經天樞穴

補養脾胃氣

1 弓式

▲弓式專注點：腹部

動作：俯臥於瑜伽墊上 → 兩腳同時向上彎曲 → 兩手由外側扣住腳踝 → 吐氣後，兩腳向後方推出 → 大腿和鼠蹊部離開地板 → 前側胸口展開，離開地面，身體呈弓狀 → 保持自然呼吸，停留15秒 → 反覆進行3次。

▼雙腳躺姿扭轉式專注點：腹部

動作：仰臥於瑜伽墊上，兩腳併攏彎曲 → 往內靠近腹部，兩手與肩呈一直線左右打開，兩手手心朝上放於地面 → 大腿盡量維持貼近腹部 → 肩膀向下用力貼緊地面 → 兩腳同時向一側扭轉，頭部則轉向反側 → 保持自然呼吸，每次吐氣時，肚臍內收，停留5個呼吸 → 再換邊扭轉。

肚臍上

補養脾胃氣

2 雙腳躺姿扭轉式

任脈神闕穴

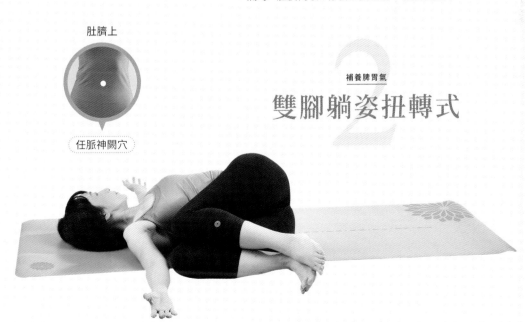

脾胃氣不足造成的不良體態

身形

肌肉柔軟下塌、無彈性——人如果餓了，全身會沒力氣而無法動彈，因為身體活動時所需的力量，全得仰賴食物轉化而來，這些轉化而來的力量就是脾陰能量的展現，當脾沒有足夠的動能，血和津液就不能充盈全身，肌肉的長成便失去了依靠。因此脾陰不足的人，肌肉較為軟塌，外表也會看起來較為衰老。

四肢瘦小——《黃帝內經·素問》說到「四肢皆稟氣於胃，而不得至經，必因於脾，乃得稟也」簡單來說，四肢要能維持強壯有力，需靠脾氣正常的轉化，再由胃接續將氣的能量和血、津液等物質外送到手腳，幫助手腳維持原本的樣態，因此脾氣一旦衰退，手腳肌肉就逐漸變得瘦小無彈性。

肌肉僵硬——外在事物有陰陽之分，肌肉的型態也呈現了陰陽的分別。肌肉較結實的人，通常吃得較多，也偏愛容易形成積累的肉食或是重口味食物，導致胃火旺盛，而且還經常便秘。胃氣本就屬陽，陽氣又幫助了肌肉的養成，所以這種飲食方式容易讓身體累積許多廢物，肌肉會變得僵硬，身形也感覺較為粗壯。

大腿前側肥厚——大腿前側是胃經循行的部位。胃經屬於陽面，是多氣多血的經絡。當胃氣虛時，氣血偏弱容易造成所在部位代謝效能變差，廢物沉積，會加速大腿的肥厚程度，按摩時，甚至會觸摸到許多大大小小的結節，顯示了氣滯的狀態。

下腹部外突——脾氣的效用在運化，運就是輸送，而化就是分解成精微物質的能量。脾氣衰退，運化的作用自然就減弱，只要稍微多吃，就容易形成食積的狀態，小腹當然會顯得微突。另外脾氣也負責血的運化，因此經期前後，脾氣弱的人，也會因血排動不順，讓小腹變大。

胃部外突——胃屬於六腑之一。腑只是做為食物消化通道而已，當胃氣不足，食物通降的時間就會拉長，導致食物總是停滯在胃部。如果貪吃，胃部食物反覆形成積累，胃突的現象就會經常出現。

椎節

下胸椎微突———穴位所處的身體部位，通常具有直接對應當處的療癒效能，像是位於膝蓋內側的肝經曲泉穴，只要多多按壓，就能緩解膝蓋的疼痛。不過我們的身體是 3D 立體的，能量的呈現方式會以前後、上下進行流動。因此當能量下陷時，不舒服的感覺就以放射性的方式展現出來。所以脾胃能量的不足，脾胃所在的身體中段，就會被迫用內收的拱背姿勢，以增加內在空間的運作能量，此時下胸椎椎節就容易形成突起的樣子。

汗水流瀉

手汗和腳汗———汗水之所以形成，是陰被陽轉化的過程。運動時，陽氣被上提，身體因而變熱，就像煮水時加熱而出現水蒸氣，這時體溫不斷上升，陽氣會蒸騰內在的陰液，讓我們出現汗水。而脾能主導四肢的狀態，因此脾虛的人除了透過皮膚排泄汗液，還會經由手、腳等部位去排動。

手腳冰涼———天冷時，不自覺想要喝熱湯，提高身體的溫度。因為熱就是陽氣上揚的結果，胃氣屬陽，再加上溫熱食物，這時胃氣會將水穀精微能量送至手腳，末梢會跟著暖起來。因此胃氣不足或是偏愛冷食的人，手腳較為冰涼。

面部

臉色微黃———肝病的人通常會有明顯陰黃色，那是因肝木壓制了脾土原有的能量。因此微黃臉色的透出，其實是根源於脾氣的狀態。脾氣虛弱讓食物的運化無法順利運行，氣血自然就會不足。而廢物和水液也失去原有代謝的步調，臉色因而變得晦暗無光澤。

眼袋———脾氣的升清是將食物中一部分的水濕往上輸送至肺，其餘則下送到小腸。當脾氣虛弱，水濕無法順利上下傳達，在身體內部出現積聚，還形成較重的痰濕。痰濕除了讓腹部發脹外，也反射在眼睛下方的脾氣反射區，所以眼袋就是脾氣衰退的產物。

經絡瑜伽療癒

改善內在濕氣過多而形成的
手汗、腳汗

低位弓箭式和跪姿扭轉式的串聯序列

病機緣由

以西醫的分類來說，手掌和足底的汗腺是屬於小汗腺，因此汗液會呈現清澈流瀉的感覺，但是手汗腳汗總讓人感覺特別的濕。而汗液是陽氣蒸騰內在物質所化生的，代表身體有足夠能量代謝掉多餘的濕氣。但如果汗液沒有循正常途徑外排，而是出現在四肢上，顯示了主管四肢的脾胃氣過於虛弱，導致氣行無法適時護衛物質的流動，水液才會有不正常的排動，因此得強化脾胃氣，讓濕氣回到正常的排動位置。

經絡瑜伽帶來的療癒

此處瑜伽序列的排定以小腿內外側的脾經和胃經為主，先運用反向扭轉的方式，深深扭動脾胃氣流動的腹部，像是任脈神闕穴和兩側胃經的天樞穴，幫助脾氣回升；然後運用腳踝外緣貼地時，臀部後退的重心轉換，同時拉動小腿內側三陰交穴和小腿外緣足三里穴的動作，調整脾胃陰陽的平衡；最後用單邊足跟踩於穴位上的重力壓擠，強化肝、脾、腎三條經絡匯集的三陰交穴，調整脾氣和腎氣代謝水液的能量。

刺激的經絡和穴位 | 任脈神闕穴 | 腹部胃經天樞穴 | 胃經足三里穴 | 脾經三陰交穴

1 低位弓箭式

1 以四足跪姿，單腳向前跨，來到同側手的內側踩地。
2 身體起，保持椎節向上延伸，兩手來到與胸同高的位置，兩手手心朝下，
　指尖相對。
3 吐氣後，椎節向著同側腳的外側扭轉，盡量看向後，身體扭緊。
4 專注於腰部，保持自然呼吸，停留 5 個呼吸。

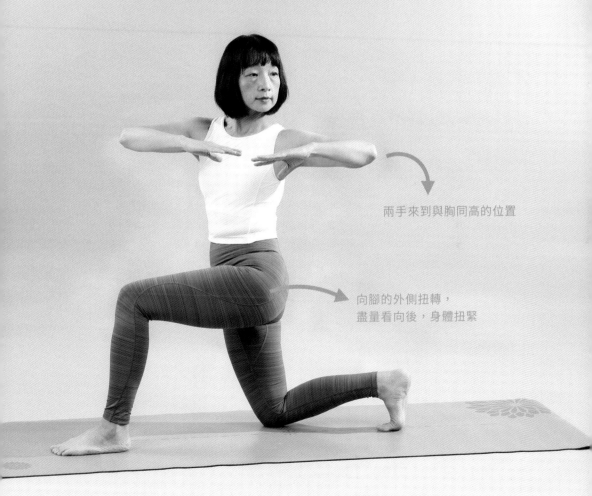

兩手來到與胸同高的位置

向腳的外側扭轉，
盡量看向後，身體扭緊

2 單腳開髖

前彎

1 身體回正，兩手下貼，前方腿部改以腳踝外側貼地，放置於兩手中間。
2 身體放鬆前彎下壓。
3 停留 5 個呼吸。

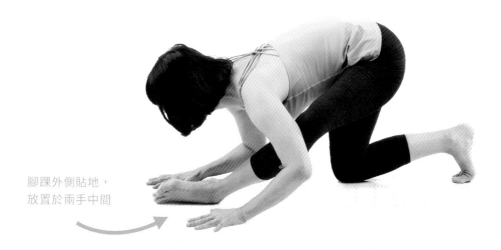

腳踝外側貼地，
放置於兩手中間

3 單腳開髖

重心轉換

1 兩手往身體方向內挪動一步，腿部維持原本位置。
2 將臀部向後推移，讓臀部來到後側腳跟上方。
3 吐氣後，身體再下沉前彎。
4 停留 5 個呼吸。

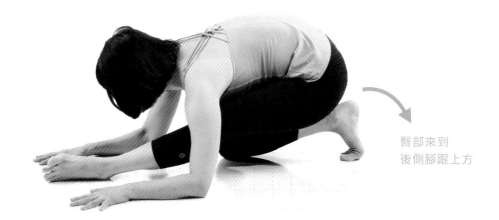

臀部來到
後側腳跟上方

4 跪姿扭轉式

1 身體回正，後方小腿內旋，腳背貼地，大腿和小腿呈 45 度的擺放角度貼於地面。
2 前方的腳向後，腳跟踩在腳踝骨沿著脛骨而上，四指橫幅的三陰交穴上。
3 起身後，兩手心貼合，兩側手肘與手腕平行。
4 吐氣後，身體扭轉向腳踝外側那側，手肘頂於膝蓋外側。
5 停留 5 個呼吸。

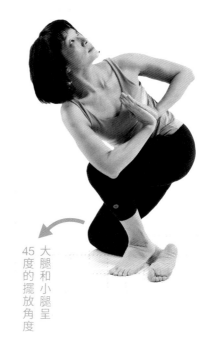

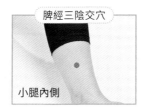

脾經三陰交穴

小腿內側

大腿和小腿呈 45 度的擺放角度

5 跪姿扭轉式

加重穴位按摩

1 身體回正，兩手指尖頂地，椎節拉長，看向前方地面。
2 腳趾離地，加深穴位的按壓。
3 停留 5 秒鐘，反覆 5 次。

依 1、2、3、4、5 做完之後，再換邊進行。

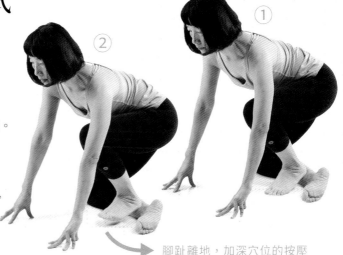

腳趾離地，加深穴位的按壓

注意事項

- 每次扭轉時，要將椎節向上延伸，吐氣時，再進行轉動，才能加強扭轉的深度。
- 開髖前彎，容易壓迫到腿部的關節，為了避免關節的壓力，核心得維持收縮，被伸展的那隻腳，肌肉也要保持力量的緊縮。
- 踩穴位時，記得足跟一定要踩在脛骨緣上，核心也要維持內收。

經絡瑜伽療癒

調整胃部虛寒下的
胃突身形

低位弓箭式、單腳英雄坐和蛇式的串聯序列

病機緣由

胃負責身體消食運化的前端作業。首先，食物下行來到胃部，會停留一段時間進行分解，這段過程被稱為「受納」。接著，胃會出現許多分泌物幫忙壓擠食物，完成初步的消化程序，稱為腐熟——這段程序的正常與否，得依賴足夠的胃陽，它的能量就如同體溫會因陽光的照射而上升，唯有正常的溫度，受納腐熟才能在一定的時限中被完成。當胃因過食、冷飲或藥物的影響，促使寒氣停滯於胃部，導致消化運作變緩而拉長了代謝時間，這時，胃就容易脹氣或脹痛，胃突的狀態就會逐漸形成，這時只有改善胃虛寒，讓溫度上揚來幫助胃氣順利下降，才能讓胃突逐漸改善。

經絡瑜伽帶來的療癒

藉由低位弓箭式造成的重心下沉，去拉提大腿前側的胃經，刺激胃氣上揚，鼓動胃經多氣多血的特性，幫助胃部氣血的運行，再運用上身後仰的角度，去牽動身體中線上的任脈。處於身體中間地帶的這幾個穴位都有消食、化解停滯狀態的作用，當拉開這兩個部位，胃部的溫度就容易受到上提。另外，序列中還加入了單腳英雄坐，更加深了腳背和大腿前側的拉動，腳背上的解谿穴是胃經經穴，更能調整胃氣的虛寒狀態。

刺激的經絡和穴位	胃經伏兔穴、梁丘穴、解谿穴	任脈上脘穴、中脘穴、下脘穴

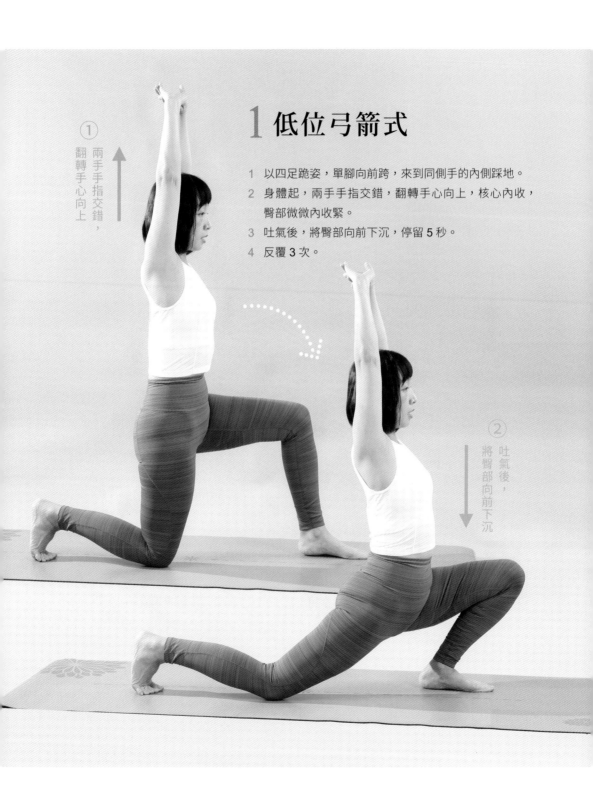

1 低位弓箭式

1 以四足跪姿，單腳向前跨，來到同側手的內側踩地。
2 身體起，兩手手指交錯，翻轉手心向上，核心內收，臀部微微內收緊。
3 吐氣後，將臀部向前下沉，停留 5 秒。
4 反覆 3 次。

① 兩手手指交錯，翻轉手心向上

② 吐氣後，將臀部向前下沉

2 低位弓箭式

後仰

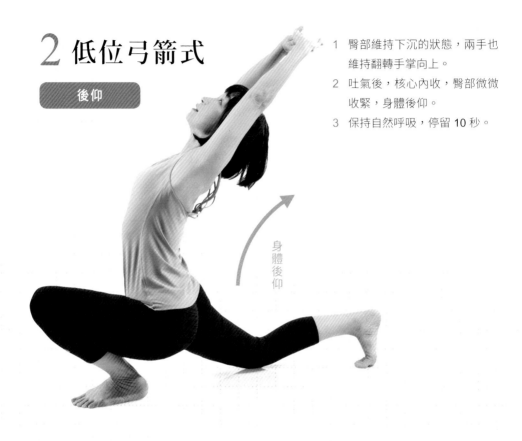

1 臀部維持下沉的狀態，兩手也維持翻轉手掌向上。

2 吐氣後，核心內收，臀部微微收緊，身體後仰。

3 保持自然呼吸，停留 10 秒。

身體後仰

3 單腳英雄坐式

1 身體回正，兩手貼地，後方的腳背貼地，往後坐下。

2 下坐後腳內側的地上，後腳膝蓋向著前方，兩側臀部坐好。

3 兩手指尖向著臀部方向，手心貼於臀部後方，胸口打開，來到後仰的位置。

4 停留 10 秒鐘。

下坐後腳內側的地上，
後腳膝蓋向著前方

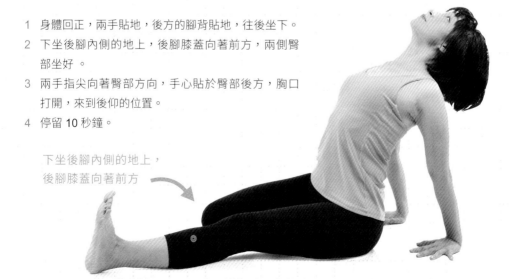

4 單腳英雄坐式 仰臥伸展

1 身體下躺於地上，另一腳維持伸直向著前方。
2 兩手手指交錯，翻轉手心向上，兩手手臂貼於耳朵旁。
3 保持自然呼吸，停留 10 秒鐘。

兩手手臂貼於耳朵旁

5 半蛇式

1 身體來到俯臥的位置，兩腳伸直，打開臀部寬度。
2 兩手肘來到肩膀下方，垂直立起，上手臂和前手臂呈 90 度角。
3 吐氣，將身體上提，來到挺胸後仰的角度。
4 停留 10 秒鐘。

①

手臂呈
90 度角

依 1、2、3、4、5、6 做完，再換
邊進行。可以反覆進行 2 ～ 3 次。

②

身體向上延伸

6 蛇式

1 兩手手心維持貼地，向下
推地，讓手肘離開地面，
兩手來到伸直。
2 胸口開展，身體向上延伸，
拉長前側胸口。
3 停留 10 秒鐘。

兩手手心向下推地
手肘離開地面

注意事項

● 進入第 4 個動作時，如果無法躺下來，可以運用兩塊瑜伽磚，分別放置於上背部和頭部下方，減輕大腿或是腳踝的伸展壓力。
● 進入第 6 個動作時，肩膀要先後旋，幫助胸口開啟，手心要用力推向地板，手肘才不會過度伸直。
● 當停留在蛇式時，若髖部到大腿的肌群過於緊繃，可將兩塊瑜伽磚分別放置於髖關節下方，降低肩膀和手的壓力。

經絡瑜伽療癒

補養脾氣不足引發的
肌肉柔軟下塌、無彈性

站姿英雄一式和幻椅式的串聯序列

病機緣由

柔軟、僵硬或是緊繃的肌肉都是脾氣所形塑出的狀態。當感受到肌肉是柔軟且富彈性，代表脾有足夠的能量運化進入身體內的水分；如果觸摸到的是硬又偏緊的肌肉，顯示身上因瘀滯而讓廢物沉積。肌肉的構成，需依賴脾氣所轉化而來的滋養物質補給，當脾氣不足，所展現出的就是痿弱無力的肌肉，這時肌肉的樣態只剩皮表，沒有充盈的肌肉支撐，外在給人的感覺變得乾癟無力，走路的時間也無法太長。

經絡瑜伽帶來的療癒

脾和肌肉互為因果，因此同時強化下陷的脾氣和身體的肌肉，才能避免肌肉無力後帶來的身體負擔。序列中安排了站姿英雄式，藉由兩腳前後不同的位置，帶動腿部肌肉的鍛鍊，當停駐於動作時，後方大腿上前側經絡的延伸能拉動胃經，提升胃氣，進入平衡的體位，運用一隻腳上提，另一腳呈現微下蹲的姿勢，讓下方腿部因重心的壓迫，逼迫腳的大拇指用力捉緊地板，這時沿著足弓到大拇指的脾經就能受到很好的刺激，脾氣就能被調整。

| 刺激的經絡和穴位 | 胃經髀關穴、伏兔穴、梁丘穴 | 脾經隱白穴、太白穴、公孫穴 |

1 站姿英雄一式

1. 來到四足跪姿，單腳向前跨，來到同側手的內
   側踩地。
2. 後方的腳膝蓋離地，五個腳趾頂地，腳跟
   朝天花板。
3. 兩手心相對，向天花板方向延伸。
4. 緊縮後側腿部的臀部，腳跟感覺後推，
   維持下身的穩定。
5. 停留 10 秒鐘。

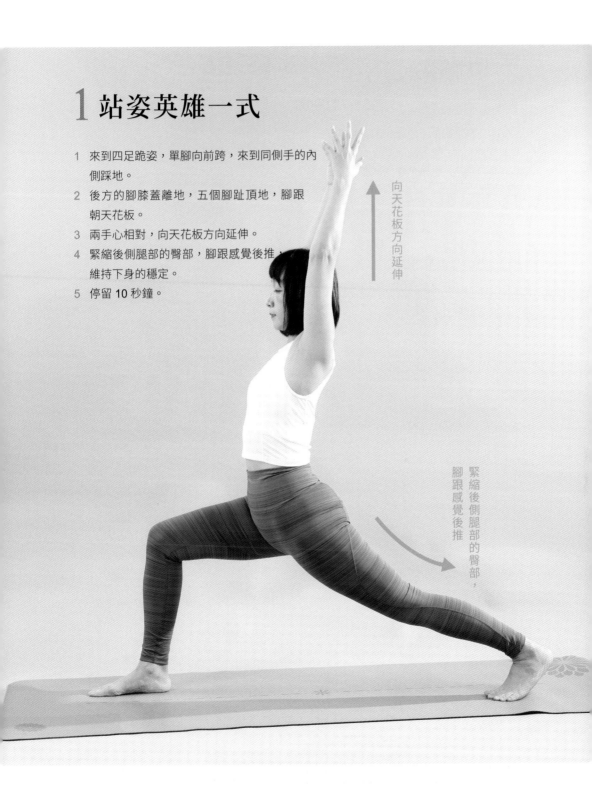

向天花板方向延伸

緊縮後側腿部的臀部，
腳跟感覺後推

2 單腳蹲姿平衡式

1 兩腳併攏站立，兩側膝蓋彎曲，呈微蹲。
2 保持微蹲的姿勢，一隻腳上提，膝蓋彎折。
3 兩手從小腿外側，抱住腿部。
4 腹部感覺向內緊縮，維持身體的核心力量。
5 停留 10 秒鐘。

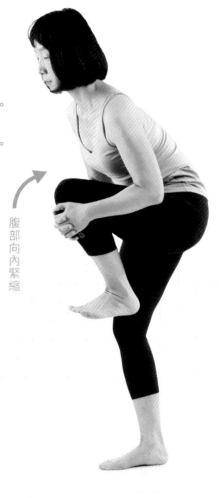

腹部向內緊縮

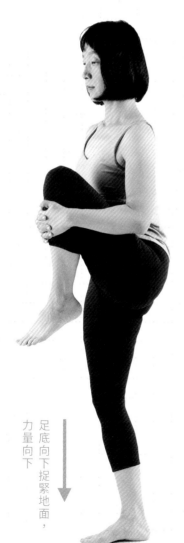

足底向下捉緊地面，力量向下

3 單腳站姿平衡式

1 維持站立抱腳的姿勢，下方腳的膝蓋伸直。
2 腹部感覺向內緊縮，維持身體的核心力量，
　足底向下捉緊地面，力量向下。
3 保持自然呼吸停留 10 秒鐘。

4 幻椅式

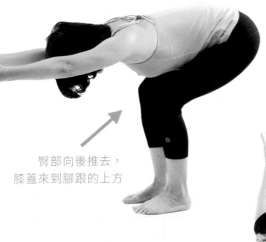

臀部向後推去，
膝蓋來到腳跟的上方

1　兩腳回到併攏站立，兩腳膝蓋彎曲，
　　呈微蹲。

2　兩手心相對，向上延伸來到兩側。

3　臀部向後推去，膝蓋來到腳跟的上方。

4　兩手繼續貼於耳朵兩側，順著身體的
　　角度，沿著前方延伸。

6　停留 10 秒鐘。

5 幻椅式

加重穴位按壓

1　兩腳維持蹲的姿勢，兩腳腳跟離地，
　　轉換成踮腳，核心內收。

2　停留 1～2 秒。

3　兩腳再度踩回地板，再一次踮腳。

4　停留 1～2 秒。

5　反覆 3 次。

 依 1、2、3、4、5 做完之後，
再換邊進行。

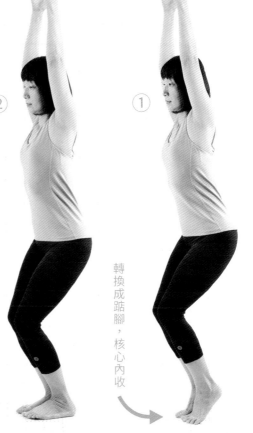

② ①

轉換成踮腳，核心內收

注意事項

- 脾胃氣偏弱的人，肌力較不足，剛練習時，可貼近牆站立，一手扶住牆輔助。
- 進入第 1 的動作時，後方腳也可改為整個腳掌踩地，當力量逐漸增強時，再改為腳跟懸空、腳趾頂地的方式。
- 這套序列因需要做到核心緊縮，因此動作行進時，盡量維持呼吸的節律。

改善代謝效率、調整肥厚又僵硬的
大腿前側

海豚式和低位弓箭式的串聯序列（運用瑜伽磚）

病機緣由

肌肉的厚實或是軟硬，與臟腑能量反射於穴位上有關，但也可能是穴位受到外在風、寒、濕氣等侵襲而引起的代謝不良，不過這兩種狀態的產生，都牽涉了身體廢物和水液排動的能力，尤其是裸露於外的手腳部位，溫度通常比身體低，代謝自然也較慢。若原生體質顯現了胃氣偏弱，那反射胃氣的大腿前側，會因長時間能量不足，而出現粗厚的形狀。尤其在大腿與軀幹處的髀關穴和膝蓋上方約大腿 1/3 處的伏兔穴之間更是明顯，如果刻意在飯後敲打這段經絡，易出現噯氣和放屁的情形。因此經常伸展和按壓這段經絡，能減少廢物累積的狀態，改善大腿的樣子，還可以提升偏弱的胃氣，甚至還能修飾腰部贅肉偏多的身形。

經絡瑜伽帶來的療癒

要加強大腿前側穴位按壓，瑜伽磚是個很好的工具。我們可以運用海豚式，將兩側大腿放於瑜伽磚上，利用自然下沉的重心，去加重胃經的按摩；再用單腿蛙式的體位，讓小腿下靠臀部的方式，深深拉緊大腿前側的伏兔穴，提升此處的溫度，加強廢物的代謝；最後來到低位弓箭式，藉由瑜伽磚維持墊高大腿前側，前方腿部與後側對向伸展的拉動，刺激髀關穴氣行的走動。這樣一來，可以形塑出大腿的樣貌，胃氣也能上提。

刺激的經絡和穴位 胃經髀關穴、伏兔穴

1 海豚式（運用瑜伽磚）

1 俯臥於瑜伽墊上，將兩塊磚以平擺橫放的方式，分別放置於大腿下方，
  瑜伽磚的下緣要放在膝蓋上方約大腿 1/3 的地方。
2 兩手肘立起貼地，上手臂垂直於地面，手肘來到肩膀下方。
3 兩腳併攏，腳趾頂地，挺胸。
4 核心內收，感覺肚臍向後方背部靠近，將兩腳腳趾離地，腳背呈蹠屈。
5 兩腳往兩側反覆擺動。
6 左右擺動 20 次。

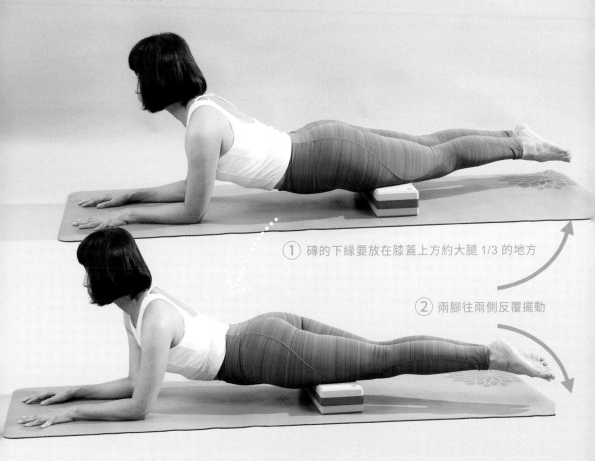

① 磚的下緣要放在膝蓋上方約大腿 1/3 的地方

② 兩腳往兩側反覆擺動

2 海豚式變化式

（運用瑜伽磚）

單腳蛙式

1 兩手肘維持立起貼地，瑜伽磚也同樣保持原本位置。

2 一腳彎起，一隻手捉住腳背，另一腳呈背屈，腳趾頂地。

3 吐氣後，往臀部方向下壓，盡量貼近臀部。

4 停留 10 秒鐘。

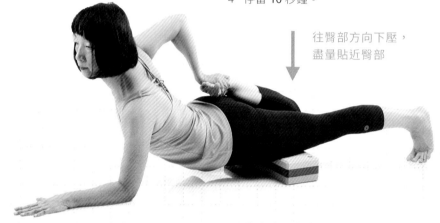

往臀部方向下壓，
盡量貼近臀部

3 海豚式（運用瑜伽磚）

加重穴位按壓

1 瑜伽磚以較短的那面立起，橫擺於大腿下，兩腳的腳趾頂地，腳踝呈背屈狀態。

2 兩手肘向後走動，讓瑜伽磚可以來到大腿與軀幹處的髀關穴上。

3 核心保持收縮，挺胸後仰。

4 停留 10 秒鐘。

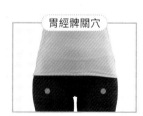

胃經髀關穴

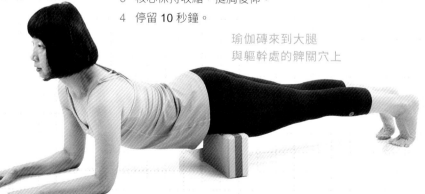

瑜伽磚來到大腿
與軀幹處的髀關穴上

4 低位弓箭式 (運用瑜伽磚)

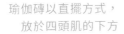

後仰

1　兩手的手心貼地，一隻腳向前，來到平行於
　　手臂的內側，踩地（是第 2 個動作時，未被
　　伸展的那一側腿部）。
2　一塊瑜伽磚以較短的那面立起，以直擺方
　　式，放於後腳四頭肌的下方，腳指尖頂地。
3　另一塊瑜伽磚直立立起，兩手扶住瑜伽
　　磚，挺胸後仰。
4　停留 10 秒鐘。

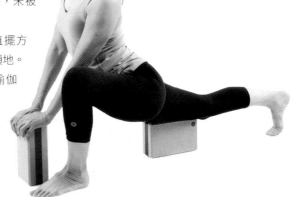

瑜伽磚以直擺方式，
放於四頭肌的下方

5 低位弓箭式 (運用瑜伽磚)

前彎

1　維持前方的姿勢，瑜伽磚平擺橫放，手肘下
　　貼於瑜伽磚上方，身體來到前彎的位置上。
2　保持自然呼吸，停留 10 秒鐘。

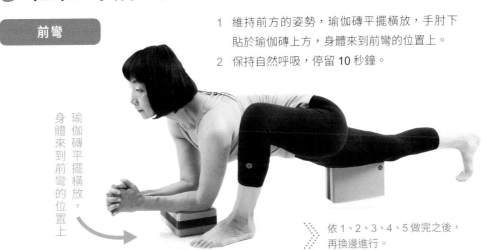

瑜伽磚平擺橫放，
身體來到前彎的位置上

依 1、2、3、4、5 做完之後，
再換邊進行。

注意事項

- 進行第 1 個動作時，腰部會因地心引力而下沉，所以一定要保持核心內收，或是在腹部再放置一塊瑜伽磚，
  減輕腰部的壓力。
- 進入第 4 個動作時，如果怕不穩，也可以用兩塊瑜伽磚重疊平擺，以直行的方式放在大腿下方。

肺氣

連結、散布、乾燥

肺氣帶來的能量、任脈的參與傳輸

A 改善肺氣升降出入步調的完全呼吸法──**完全呼吸法的練習方式**

B 強化肺氣、轉化駝背的身形──**蝗蟲式和魚式（運用瑜伽磚）**

C 排動寒濕、和緩鼻子過敏紅脹的現象──**坐姿伸展式和桌式**

D 促使津液外散、改善皮膚乾燥──**跪坐姿側彎式和跪坐姿脊柱扭轉式**

肺氣 肺氣運作於誕生起始、位於五臟的最上端

當脫離了母親胎盤的養護後，每個人來到世上，第一個學會的應該就是呼吸了。呼吸帶來氣的生成，開始滋養其他臟腑，人才能存在。呼吸，正是肺最主要的功能，但因呼吸是自然而然發生的，所以我們只有在難過悲傷或是生病時，才會深刻察覺這份存在：此時呼吸道似乎有著永遠都卸除不完的黏液，一呼一吸的作用被制約著。肺臟位於所有臟腑之上，樣貌又如同古時候皇帝出巡所乘鑾轎上方的遮蔽傘，因此也被稱為華蓋，它總是得身先士卒的擋住外來的侵襲，不管是寒氣的加乘、暑氣的上揚，所以生病時，呼吸道總是先遭殃，因為它是身體的第一道防線。

以現代生理學來說，呼吸似乎只是動植物的生理作用，內外氣體交換的過程，但以中醫角度來看，肺氣其實像是分離器，它藉由與大氣直接連結的鼻子，吸入了賴以維生的氣體和濕氣，然後過濾，將有益的清氣或是津液向下散布到所需的臟腑，再排掉可能危害身體的濁氣和廢物，這就是肺氣宣發和肅降的作用。

因此當肺氣因環境污染或是自身的惡習，而讓能量受到制約，分離的功能就會逐漸減弱，導致廢物無法正常外排，逐漸積聚，以至於一早起床出現鼻塞或是噴嚏連連，喉嚨也因有痰而經常咳嗽，眼睛周圍浮腫，但皮膚因水分無法均勻散布，又呈現乾燥長斑，一副沒精神的樣子。宣發的作用不僅僅會出現在呼吸道上，還會表現在毛孔的開合，因此有些人變得不容易流汗，汗液無法宣洩，而改以長疹子以維持該有的代謝。

而這些積聚的廢物會妨礙肺氣的正

常運作，逐漸反射在胸口任脈的膻中穴上和相對應背部督脈的至陽穴上，導致氣行不暢，開始反覆出現胸悶、呼吸短淺或是頭痛，這時身體為了維持能量的順轉，只好讓背部微微隆起，形成了駝背的樣態。此時肺氣主導的津液散布也受到制約，身體的皮膚開始變得乾燥，龜裂的情形會出現在手部、臉部或是腳底。

而肺氣下陷也會牽動心氣的下修，以下這個學生就是如此的狀態。

她已從研究所畢業，卻仍是一臉稚氣，臉上的青春痘幾乎從沒中斷過。剛開始練習時，完全不知如何使用力量把胸口打開，進入後仰體位時，雖然表現出專注認真的神情，但始終無法順利打開肋骨，來到較需要後仰傾斜的角度，甚至上背部仍稍有微突的曲線；有時來到前彎後仰加快反覆的動作時，會因頭暈而停下練習的腳步；而且她經常頭痛，還頻頻感冒。這些都是因為肺氣偏弱，影響了氣的正常升降，所以除了胸悶的情形以外，還因身體氣流動較慢的關係，動作一旦加快，呼吸就完全跟不上姿勢的轉換，因而產生頭暈的反應；而肋骨的大幅開展也會過度勉強本就虛弱的肺氣，造成痛苦的感覺外湧。不過，由於她認真感受課堂上所導引的力量，慢慢找到肋骨被開啟的感覺，也

適度的運用呼吸來帶領肺氣，背微駝的她，在不斷努力中，被一點一點的修正了體態。

肺氣如何表現在身體部位上

肺在五行中被歸納為金。金屬給人冷冽的感覺，因此肺氣是向下走動，下行的循環是為了把從大地吸取進來的清氣，結合脾胃消化後的養分，往下送到其他臟腑，像是啟動了轉動環環相扣齒輪的開關，帶動了其他臟腑的運作，被稱為宗氣＊。既是如此，宗氣強弱也影響心臟的強弱，氣血流動的順暢與否，當然就決定了身體的溫度。當肺氣不足，展現在胸口和背部的宗氣自然跟著走弱，外在的樣子會因能量的改變而出現不同樣貌。

另外，肺氣有清理的特性，對於沒有助益的廢物或廢氣，一定會進行外排的動作，以保持呼吸道的潔淨，打噴嚏、流鼻涕都是清理的方式。肺氣偏弱後，外排的能量自然受到制約，因此排動的身體部位，例如鼻子、皮膚等會因積聚的關係，而影響到外在的樣貌。

＊宗氣乃飲食水穀化生的營衛之氣與吸入的清氣相結合。

背部———肺氣不足，讓人經常感覺吸不到氣，沒有足夠的氣行支撐胸口的挺起，於是背部變得微突。在節氣轉換時，冷熱濕乾的溫濕度變化，更讓呼吸變得不順暢，因此經常頭暈或頭痛。

胸口———宗氣表現於胸口的膻中穴上。肺氣一旦不足，宣發和降濁的氣循環就無法完全運轉，胸口於是出現氣機的瘀滯，瘀滯帶來的不適，讓胸口逐漸往內收縮，慢慢變成兩側肩頭向前、胸口內凹的身形。

臉部———肺氣的肅降，會經由許多途徑進行，包括氣管運動帶起的咳嗽、鼻腔內鼻涕的形成，或是藉由皮膚的毛孔進行代謝，當肅降的作用失序時，臉上就容易出現斑點，青春痘也可能持續不斷。

鼻子———鼻子是肺和外界連結的途徑，外在濕涼的轉變也會由此長驅直入，肺氣不足的話，抵擋能力自然不夠，水液容易停滯而形成痰濕，鼻子看起來會較為腫脹，眼睛也經常紅紅的。

皮膚———肺的宣發和肅降，也關係著水液的代謝。肺氣足夠時，能將水液適時輸送到全身和表皮，皮膚看起來緊緻，但肺氣不足時，皮膚會顯得乾燥，且容易因過乾而造成龜裂。

生活中不好的習慣會讓肺氣變弱

肺經是十二條經絡的起始。肺氣啟動生命的初現，當氣不再運作，人就此歸於塵土，讓氣循環順利的走動就是肺氣所肩負的重要任務。可以想像在一間前後都有窗門的房屋裡，空氣在屋內形成對流，熱氣被帶走、濕氣不容易存在，屋內始終維持著舒適的溫度。肺氣也是如此體現在身體的運作上，帶著節奏的呼吸律動，讓氣、血、水液都能順利被分配或代謝。

若氣出現停滯，胸口便會容易有悶脹感，就像熱氣充滿屋內，讓人感到窒息；水液的停聚可能會引起水腫，鼻子跟著變得腫脹，呼吸道總有著許多痰液，就如同屋內濕氣的存在，導致東西發霉。

而現代人工作模式離不開電腦或筆電，兩手總維持著向前的姿勢，日復一日的壓著胸廓，胸肌持續的收縮，制約了肺氣的升降出入，加深水液停滯的機會，削弱了人對應天氣變化的能力，若

還有抽菸，會讓肺的痰濁不斷加多，可能引發經常性的咳嗽，甚至呼吸也跟著感到短促，另外許多人總愛在飯後來一杯手搖飲，寒涼的飲料也會傷及肺氣的運作，更可能下修呼吸道排濁的能力，這些生活中不好的習慣，不斷摧殘著肺氣該有的循環走動和潔淨作用，肺的能量也就跟著下修了。

體會心氣能量的導引

生活中我們被工作、家庭、人與人之間的關係捆綁著，有時甚至根本忘了呼吸，於是許多人總是感到肩背緊繃，甚至還因吸不到足夠的氣而感到恐慌。肺氣的能量不只顯現在肺部的前後側，在肺經循行的位置上，也能探究到肺氣的狀態。肺經從鎖骨正下方出發，經由上手臂外緣，走到手掌第一掌骨，共計十一個穴位。

第一個能探知肺氣的穴位是鎖骨下緣的雲門穴，雲指的就是肺氣，肺氣偏弱的人，這道肺之門的位置經常被關著，也因如此，肩頭呈現緊繃向前的樣態，甚至還會被五十肩困擾著；第二個穴位是在肘窩處的尺澤穴，澤代表了集水的凹陷處，當按壓時，嘴中突地有源源不絕的口水生成，肺氣出問題的人，可能因氣行無法順利流動而出現手肘疼痛；最後的探知點就是手腕和第一掌骨上的太淵穴和魚際穴，我們可以用瑜伽的手腕伸展方式來導引肺氣的氣行，感知肺氣的能量。

白色食材 —— 有助於肺氣的補養

肺對應的五行是金，而五色的對應則是白色。白色的食材有許多都屬於甘味或是性涼的，甘味的食物本就可以養護脾胃氣，正符合了宗氣生成時所需的脾胃能量。性涼的食物大都能滋陰潤燥，可以讓屬陰的肺不會過於燥乾，因此攝取白色的食材能適時的補養肺氣，例如白木耳、蓮子或是山藥等。其中白木耳可以分成乾燥和新鮮兩種，新鮮的白木耳並沒有經過烘乾的過程，營養成分比較不會流失，而且只需 10 ～ 20 分鐘就能煮出濃稠感，如果再搭配上蓮子，就是一道滋養肺氣的甜品，而且可以療癒因肺氣不足而造成的皮膚乾燥或是臉上斑點。

肺氣能量 → 變形祈禱式

可以坐在椅子上或跪坐於瑜伽墊上，將兩手向前伸直，兩手手心轉向外側，讓大拇指朝下，先用右手的大拇指勾住左手的大拇指，其餘手指也彼此交錯，吐氣後，略屏住呼吸，將指尖往身體這側轉動，兩手向上推，手肘到手背互相貼合著，保持自然呼吸，停留1分鐘。停駐在動作時，左手大拇指被深深的拉緊，這時手腕的太淵穴和魚際穴被打開，太淵穴是肺經的原穴，魚際穴是滎穴，都能引動出肺臟的氣血，因此大魚際上皮膚顏色的變化和溫度的上揚，也顯現了肺氣能量的多寡。

補養肺氣的瑜伽體位

心臟的跳動，帶動身體血液出入，構成了循環，看似是心臟主宰生命的存續，但其實血的輸送依賴的是肺一呼一吸的節律，因此，《素問‧經脈別論》提到肺朝百脈，藉由氣體的交換，分配著身體上下所需的氣行，血液因有了氣的推動，再經由經絡的循行，才能順利到達臟腑，而外在所供給和脾胃所上傳的水液，也跟著氣行走動適時的分送。

肺氣順行確保了身體能量的正常，要讓肺氣不受制約，那胸口就得不受任何壓迫，手臂內側的肺經也需保持氣行的順暢。而瑜伽中的後仰就具備了這個作用，胸口的開啟讓宗氣所在的膻中穴暢通，宗氣包含了衛氣的強化，衛氣促使皮表抵禦風寒濕氣的能力增強，才不會因溫差或天氣劇變而經常感冒。另外，在進入後仰時，還可以加入手的延伸或身體重心的壓擠，藉由身體與地板所創造出的空間，深層刺激胸口或手腕的肺經穴位，維持肺經氣行的暢通。

肺氣經由鼻子與外在的天氣連結，自然界的溫度、濕度，時時牽動著肺氣，尤其在秋天，更考驗了肺氣的強弱。因為空氣中的水氣變少，濕度也跟著下降，燥氣就跟著出現。秋燥還同時伴隨著熱，透過鼻腔讓肺部的水液因而變少，皮膚變得乾燥，手腳也可能出現龜裂。這樣的狀況，對於肺氣偏弱、水液輸布本來就有問題的人，可能還會有口舌乾燥，便秘的情形。即使大量的喝水或是冷飲，都似乎只能稍稍緩解。

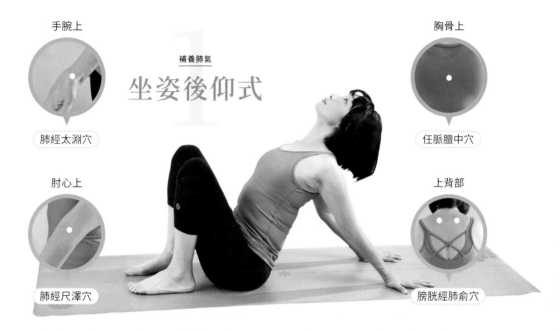

手腕上

肺經太淵穴

胸骨上

任脈膻中穴

肘心上

肺經尺澤穴

上背部

膀胱經肺俞穴

補養肺氣

坐姿後仰式

1

▲ 專注點：胸口、手心和背部

動作：坐於瑜伽墊上，兩腳彎曲踩地 → 兩手指尖朝著後方，手心貼地 → 臀部向前挪動，貼近兩腳的腳跟 → 吐氣後，肩膀後旋，兩側背部往椎節夾縮 → 肋骨前推，頭部後仰 → 保持自然呼吸，停留 3 ～～ 5 個呼吸。

▼ 專注點：胸口和胸脅側

動作：俯臥於瑜伽墊上，下巴貼地 → 兩手放於臀部兩側，手心朝下 → 兩腳腳趾頂地，膝蓋跪地，往胸口方向走動 → 臀部向著天花板推高，下腹部和鼠蹊部離開地面 → 兩手來到胸口的兩側，手指尖轉朝向前方 → 保持自然呼吸，停留 3 ～ 5 個呼吸。

補養肺氣

小狗伸展式

2

胸骨上

任脈膻中穴

胸壁外上部

上：肺經雲門穴
下：肺經中府穴

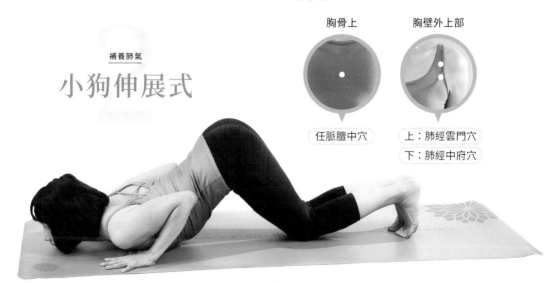

肺氣不足造成的
不良體態

身形

皮膚和頭髮

駝背──肺位於胸腔，控制著呼吸的步調。一旦肺氣虛弱，導致氣行的上下升降出現了不順暢的狀態，此時，人為了維持正常的呼吸節律，就會藉由駝背的方式，爭取更多能量的挹注，好維持生理功能的運轉。

背部偏薄──肺被胸膜所包圍，再加上幫助呼吸運動的肌群，上身的左右和前後其實具有必要的厚度和寬度，肺部才有足夠的運轉空間。而背部偏薄，顯現了肺的陰面不足，水液無法滋潤呼吸道和肺部，導致肌肉不夠，才讓背部太薄，這樣的人也偏瘦。

上背部椎節微突──督脈循行於椎節之上，並且依序可調整不同椎節所處臟腑的氣行狀態。通常肺氣較弱的人，在肩胛骨下角平行處的第 7 胸椎棘突以上，到第 3 胸椎棘突與肩胛岡內側端對齊的地方，會呈現較為隆起的樣態。

皮膚乾燥──肺氣的宣發作用很像是澆花時所用的灑水器，除了給予臟腑運作所需的氣和津液外，同時也滋養皮膚。當肺氣不足，就無法幫助水液順利到達皮表，因此皮膚容易變得乾燥，尤其手心更是明顯。

頭髮脫落──所謂「髮為血之餘」，也就是說頭髮需要血液的滋養。肺氣雖說是主導氣的分配和推動，但它同時也帶動含有清氣血液的流動。當肺氣偏弱，血氣自然不足以滋養毛髮，所以也較容易出現脫髮。

青春痘──肺經偏熱或是代謝失序的人，右側臉頰容易長痘痘，而這樣的人也較愛吃重口味的食物。

五官樣態

汗水流瀉

鼻子腫脹——一呼一吸的實現，除了肺氣的運作之外，還得依賴鼻子通道的出與入，《素問·金匱真言論》提到「開竅於鼻，藏精於肺」，而肺氣會跟隨著白天和黑夜的腳步運作，因此寒濕比較容易在衛氣大量行走的白天，藉由流鼻涕或打噴嚏來排出，倘若肺氣過弱，排動能力下修，水液的停聚就容易讓鼻子總是處在腫脹的狀態。

聲音沙啞——聲音來自於喉嚨，例如感冒時，肺氣暫時受到外在寒氣的制約，喉嚨容易因發癢而不時的咳嗽，如果長時間肺氣不足，宣發作用自然無法順利完全運作，喉嚨會缺乏足夠的津液滋潤喉部，這時聲音的音質會逐漸變得沙啞，說話時也容易想要咳嗽。

不容易流汗——汗水雖是內在水分經由陽氣蒸騰而成形，但汗水要能順利送到皮表則需要依靠肺氣的肅降作用，肺氣若不足，水液的傳達容易有障礙，甚至汗孔也可能出現閉合，導致無法排汗，這樣的人體溫也較高。

經絡瑜伽療癒

改善肺氣升降出入步調的
完全呼吸法

完全呼吸法的練習方式

病機緣由

人依靠吸入外在的氣，吐出濁氣，才得以存在，而吸吐都是肺氣所主導。肺氣正常走動，能讓身體的氣循環維持升、降、出、入的步調，這時氣、血和水也會做到正常的分配和代謝。瑜伽中的完全呼吸法，除了原有的腹式呼吸方式，還加入胸式呼吸，這樣的練習，能幫助上胸口的宗氣順利生成，同時還促動了下側的腎氣上揚，肺主氣、腎納氣，兩者氣行的提動，讓全身的氣機循環有了足夠的能量，氣的行進也會更加順暢，這樣一來，就能改善肺氣偏弱的狀態。

完全呼吸法帶來的療癒

深層呼吸的行進不斷在鍛鍊胸腹部的肌群，也按摩了所在位置的臟腑，而呼吸也帶動了三焦的氣機循行。三焦不是具體的臟腑，而是一條通道，就像是天與地間雨雲的互相上下流動運作。三焦的疏通也可以幫助氣、血和水的推動，如同肺氣的氣循環般，因此肺氣也能得到補養。

刺激的經絡和穴位 任脈膻中穴、神闕穴、氣海穴、關元穴

1 完全呼吸法的練習方式

1 坐在椅子上或是坐於瑜伽墊上,維持椎節向上拉長。

2 先吐氣,注意力放於下腹部,吸氣時,感覺下腹微微突起,氣進入下腹部。

3 接著,氣慢慢進入胸口,胸口跟著膨起,感覺全身都充飽了氣。

4 吐氣後,氣先離開胸口,胸口下塌,腹部也慢慢下陷。

5 維持呼吸節律約 10 分鐘。

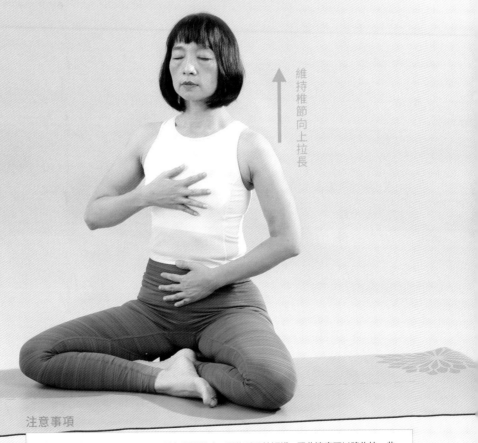

維持椎節向上拉長

注意事項

氣入和氣出的速度比例為 1:2,肺氣偏弱的人,因為呼吸較短淺,因此速度可以略為快一些,若有頭暈現象,可以先暫停,然後再繼續,待練習一段時間後,可盡量調慢速度。

經絡瑜伽療癒

強化肺氣、轉化
駝背的身形

蝗蟲式和魚式的串聯序列（運用瑜伽磚）

病機緣由

「背為胸之府」也就是背部的樣子直接顯現了胸腔內臟腑的狀態。胸腔指的是橫隔膜之上到鎖骨上緣的這塊區域，一呼一吸的節奏不斷推動著橫膈膜的上下運動，心血也被帶動，因此肺氣主導了心肺能量的強弱。若肺氣偏弱，呼吸會變得較短淺，說話也顯得無力，內在臟腑的能量漸漸無法支撐身體原有的樣子，這時對稱肺部的背部俞穴氣行也無法順暢行進，為維持前側臟腑的運作，背部就逐漸轉成略駝的樣態。這樣的人，背痛可能出現在後背、側背或是肩胛骨的地方。

經絡瑜伽帶來的療癒

長時間呼吸短淺會讓背部和胸腔的肌肉變得無力，以至於無法支撐身體胸廓挺起，才讓駝背的樣態成形。因此，首先得重建肌群的力量，可以運用俯臥的蝗蟲式，藉由身體向上拉高，對抗地心自然下拉的力量，去強化肌群，肌肉變得有力後，就能順利進入後仰的體位，這時就能打開膻中穴，讓宗氣流動，幫助肺氣上揚。另外再利用魚式練習時，兩手呈現凵型的角度，深層刺激胸口的肺經穴位。中府穴是肺經的募穴，除了強化肺氣，還可以養護中焦的脾氣，讓胸口宗氣的生成更順利。

| 刺激的經絡和穴位 | 任脈膻中穴 | 肺經中府穴、雲門穴 | 膀胱經膈俞穴、督俞穴、心俞穴、肺俞穴 |

1 蝗蟲式

1　俯臥於瑜伽墊上，兩腳維持臀部寬度，腳背貼地，兩手手心朝下，
　　放在身體兩側。

2　兩手離地，肩膀後旋、背部夾緊，上半身離地。

3　保持自然呼吸，停留 20 秒。

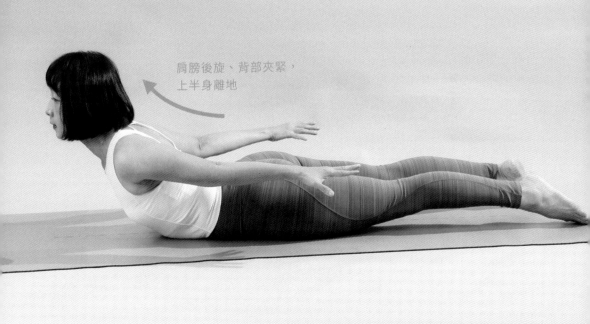

肩膀後旋、背部夾緊，
上半身離地

2 蝗蟲式 　扭轉

1 身體放鬆回來，兩手往兩邊打開，與肩膀呈一直線，手心朝下。
2 兩手的前手臂向前，肩膀以上呈ㄩ型。
3 兩手保持ㄩ型，肩膀後旋、背部夾緊，上半身再次離地。

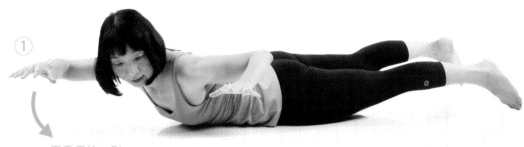

① 兩手保持ㄩ型

4 上半身轉向一側。
5 保持自然呼吸，停留 20 秒。
6 身體回正後，略為休息，再將上半身扭向另一側。
7 保持自然呼吸，再一次停留 20 秒。

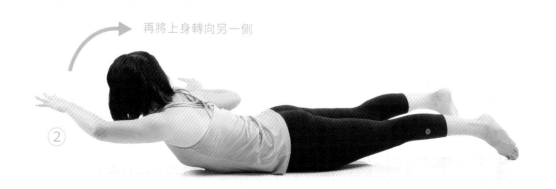

再將上身轉向另一側

②

3 魚式（運用瑜伽磚）

1 身體轉回仰臥，兩腳位置為臀寬，彎曲踩地。
2 將瑜伽磚放於上背部的下方，臀部貼地，頭頂頂地。
3 兩手伸直貼於耳朵兩側，往兩側外走到 45 度角，呈 V 字型。
4 保持自然呼吸，停留 20 秒。

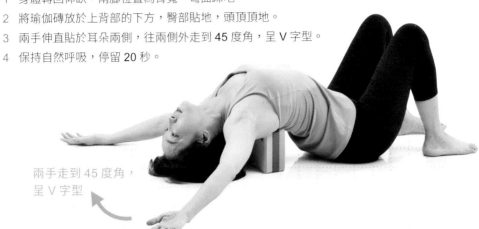

兩手走到 45 度角，
呈 V 字型

4 魚式（運用瑜伽磚）

加重後彎深度

1 兩手回到臀部兩側，兩手伸直，手心朝下，
貼於地面，兩腳維持臀部寬度，彎曲踩地。
2 核心收緊，臀部往上方推起。
3 保持自然呼吸，停留 10 ～ 20 秒。

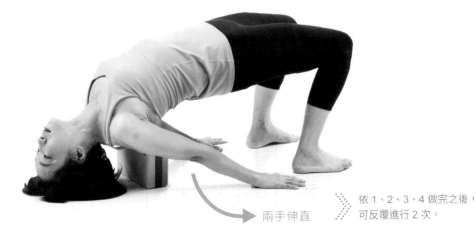

兩手伸直

依 1、2、3、4 做完之後，
可反覆進行 2 次。

注意事項

- 肺氣虛弱的人，當進入魚式時，頭頂頂地的後仰方式，可能會有不舒服的感覺，這時可在頭部下方，再放置另一塊瑜伽磚。
- 剛開始練習後仰時，若感到無法呼吸，可以改用較厚的毯子取代瑜伽磚。

經絡瑜伽療癒

排動寒濕、和緩
鼻子過敏紅脹的現象

坐姿伸展式和桌式的串連序列

病機緣由

肺氣經由鼻子與外界連接，外在的寒濕氣會藉由喉嚨和氣管進入肺部；肺氣當然也會適時運用這條通道，排出不需要的廢物。因此鼻子的狀態能真實傳達出肺氣的強弱，例如氣道是否通暢。或嗅覺的靈敏感知力等。一旦內在的寒氣過重，氣行就容易受到阻滯，水液也可能出現停滯，鼻塞就會經常發生，進而引發過敏反應，也就是說，肺氣虛弱無法往外排出寒濕氣，形成的阻滯會造成鼻子內側發脹，甚至眼睛內側也經常紅紅的。這樣的人，每天會因膀胱經陽氣的啟動，在一早起床時，不停的打噴嚏，好讓寒濕氣尋得出口。不過這樣水液的停滯現象，其實也跟腎氣虛弱有關，因此許多人反而在年長時，才有了鼻子過敏的情形。

經絡瑜伽帶來的療癒

內在寒濕氣過重，除了改善肺氣氣循環的狀態外，啟動頭頸部陽面經絡的氣行，也能加速疏通。可以藉由放鬆的坐姿，拉動頸部的兩側和後側，去刺激膀胱經、督脈和膽經，這裡屬於人體的陽中之陽，就如同接受了炙熱陽光的照拂，大量熱能讓溫度上揚，驅使寒濕氣外排。而桌式扭轉也是個滿好的方式，利用兩手貼地時，手指尖向著後側所帶出的壓迫力，刺激手臂內側的肺經，而胸口的上提和扭轉，又進一步強化肺氣和腎氣，鼻子的不舒服，就能得到緩解。

刺激的經絡和穴位 | 膀胱經天柱穴、玉枕穴 | 督脈風府穴 | 腰部腎俞穴

1 坐姿伸展式

1 散坐於瑜伽墊上,維持椎節向上拉長。

2 肩膀後旋,兩手放於臀部兩側,手指尖頂地。

3 頭部後仰,保持自然呼吸,停留 10 秒。

4 維持椎節向上拉長,頭部再往前下壓,下巴微扣住胸口,
　 保持自然呼吸,停留 10 秒。

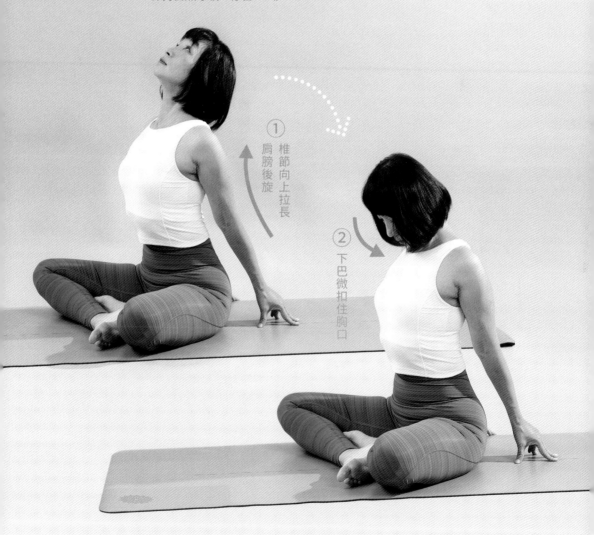

① 椎節向上拉長 肩膀後旋

② 下巴微扣住胸口

2 坐姿伸展式

頸部伸展

1 維持原本的坐姿與手的位置。
2 將一手輕搭在對向頭部側面，下壓頭部，讓同側耳朵貼近同側肩膀，臉朝向前方，保持自然呼吸，停留 10 秒。
3 保持前個姿勢，再將臉朝向下方，看向地面，保持自然呼吸，停留 10 秒。

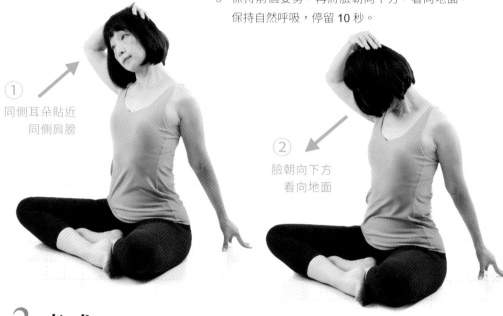

① 同側耳朵貼近
同側肩膀

② 臉朝向下方
看向地面

3 桌式

1 兩腳來到臀部寬度，彎曲踩地。
2 兩手來到肩膀的正下方，兩手指尖朝向後方。
3 核心內收，臀部上推，胸口向著天空打開。
4 保持自然呼吸，停留 10 秒。

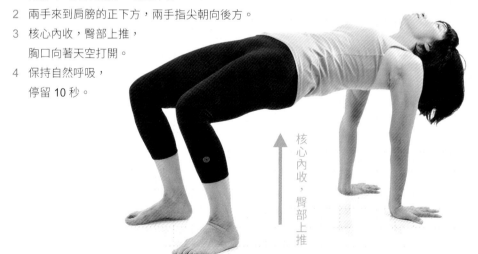

核心內收，臀部上推

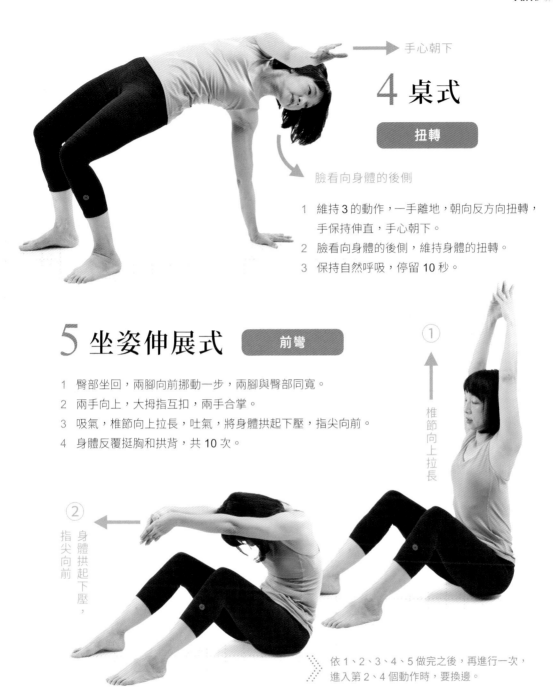

手心朝下

4 桌式

扭轉

臉看向身體的後側

1 維持 3 的動作，一手離地，朝向反方向扭轉，手保持伸直，手心朝下。
2 臉看向身體的後側，維持身體的扭轉。
3 保持自然呼吸，停留 10 秒。

5 坐姿伸展式　前彎

1 臀部坐回，兩腳向前挪動一步，兩腳與臀部同寬。
2 兩手向上，大拇指互扣，兩手合掌。
3 吸氣，椎節向上拉長，吐氣，將身體拱起下壓，指尖向前。
4 身體反覆挺胸和拱背，共 10 次。

① 椎節向上拉長

② 身體拱起下壓，指尖向前

依 1、2、3、4、5 做完之後，再進行一次，進入第 2、4 個動作時，要換邊。

注意事項

• 肺氣偏弱的人，進入第 3 個動作，肩膀可能無法順利後旋打開，可以用兩塊瑜伽磚墊於手心下方，降低手腕所承受的壓力。

促使津液外散、改善
皮膚乾燥

跪坐姿側彎式和跪坐姿脊柱扭轉式的串聯序列

病機緣由

許多人常用護手霜或是面膜，留住皮膚的水分。外在的滋潤的確可以暫時影響皮表濕度，但實際上，皮膚的狀態其實是掌握在肺氣的宣發作用上。我們可以用淋浴時水的流動方式來理解宣發是什麼，自來水會被先貯存於水塔，再經由水管流到末端的水龍頭，再從蓮蓬頭向下流洩，就如同食物被攝取後，藉由脾氣的運作，將精微物質向上送達到肺氣所在的胸口，這時所轉化出的津液，再以向外布散的噴灑角度，往下擴及到四肢、臟腑和皮表，當肺氣過弱或是脾氣變虛，宣發作用就無法正常進行，皮膚自然無法得到充分的滋潤，而變得乾燥。這樣的人即使不做家事，手還是容易乾裂，臉上也會有皺紋和斑點。

經絡瑜伽帶來的療癒

肺經從前胸口的鎖骨下窩出發，沿著手臂內側，來到橈側的大拇指。由於它行走於身側，側彎是最能有效伸展肺經的體位，利用身體傾向一側時的重心轉換，再加上手臂貼於耳朵，手心翻轉朝上的角度，打開三角胸肌間溝處的中府和雲門穴，當意識集中於此，要刻意收縮肌群，包括撐開所有手指，肱二頭肌、三角肌的繃緊和上背部的緊收，都會推動肺經穴位的氣導動，停留時，口中的津液會湧出，感受到能量的湧現。

刺激的經絡和穴位　肺經中府穴、雲門穴　膀胱經膏肓穴

1 跪坐姿側彎式

1 跪坐於瑜伽墊上,臀部往一側下坐,一側的臀部坐於地上,另一側臀部則坐於同側的腳跟上。

2 坐於腳跟上那側的手順著肩膀的側延伸線往外貼地,對側的手上提到耳朵旁邊,手心翻轉朝外。

3 吐氣後,身體傾向側面下壓,臉部盡量朝向天花板那側轉動。

4 停留時,貼於耳朵側的手臂不斷延伸。

5 保持自然呼吸,停留 10 秒。

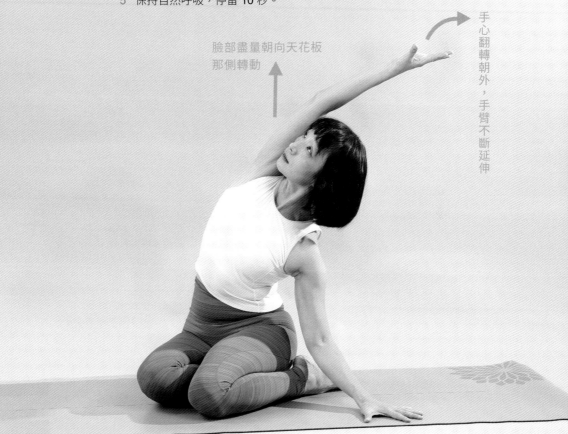

臉部盡量朝向天花板
那側轉動

手心翻轉朝外,手臂不斷延伸

2 跪坐姿側彎式

加重穴位伸展 ①

1 保持 1 的動作，手心維持翻轉朝上。
2 貼於耳朵的手，順著耳朵的同側高度，
　向後轉動打開，最後指尖來到斜後側
　45 度角的延伸位置。
3 臉朝向下方，看向地板。
4 保持自然呼吸，停留 10 秒。

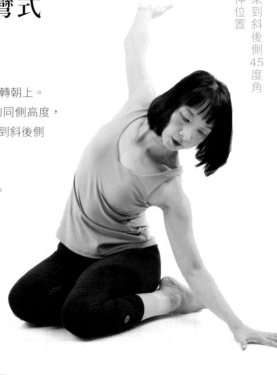

指尖來到斜後側 45 度角的延伸位置

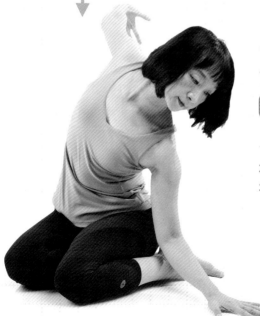

手腕下壓，
手指尖朝向地面

3 跪坐姿側彎式

加重穴位伸展 ②

1 保持 2 的動作，臉部、身體姿勢不變。
2 將外推手臂的手腕下壓，手指尖朝向地面。
3 保持自然呼吸，停留 10 秒。

4 跪坐姿脊柱扭轉式

1　身體維持原本側坐的位置，將放於地面支撐的手放於對側膝蓋上方，另一手放於身後，手指尖頂地。

2　吐氣，將放於身後那側的肩膀後旋，臉盡量看向後方。

3　保持自然呼吸，停留 10 秒。

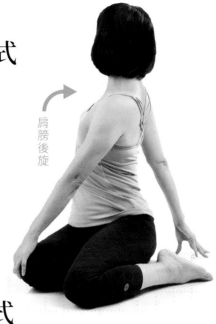

肩膀後旋

5 跪坐姿脊柱扭轉式

> ### 加深穴位按壓

1　保持 4 的動作，身後的手向後方挪動一步，扶住膝蓋的手也向後，兩手平行擺放於身後，手心貼地。

2　兩手的手腕向內轉動，兩手的指尖相對。

3　兩手肘彎曲，身體向下下沉。

4　保持自然呼吸，停留 10 秒。

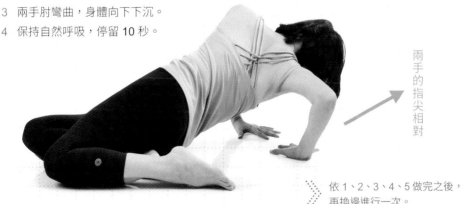

兩手的指尖相對

依 1、2、3、4、5 做完之後，再換邊進行一次。

注意事項

- 進入跪坐姿側彎時，若無法將臀部往側面下坐，可以將兩腳膝蓋的距離拉開。
- 肺氣過弱的人，在側坐姿側彎時，手臂可能無法順利貼於耳朵側邊，這時可以將手臂伸直，維持住經絡的緊度即可。

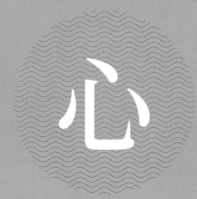

心

氣

循環、瘀滯、意識

心氣帶來的能量、外顯於小腸經

Part

4

有著君主霸氣的心氣，主宰了身體的組織

　　生命孕育之初，第一個發育的身體部位是腦部，而最早啟動功能的臟腑是心臟，這兩者都是心所主宰，生命就因心啟動了循環，才得以開始這段旅程。充沛的心氣會帶動血液的生成，進而涵養器官和組織，並時時讓血液的迴路保持通暢，提供人們活動時所需的能量，並及時代謝掉衍生的廢物，因此循環就是心在五臟中所肩負的責任，就如同河流般，只要能維持一定的水量和流速，水流帶出的力量，就能供給源源不絕的電力，河床也不會因淤積而氾濫成災。

　　不過心氣很容易受到身體過度的疲累、反覆不斷的思慮而出現損耗，這些能量的虧虛會先出現在舌頭上，因舌頭的血液流動充足，心血的多寡容易顯現在這裡。例如舌尖呈現較深的紅色、嘴巴黏膜經常因破洞而無法進食，在在都顯現了心血過於旺盛，而這些看似枝微末節的訊息，許多人並無法理解是心氣所帶出的影響，因此在輕忽的狀態下，耗損便默默擴大。心氣暢旺讓心跳加快，心慌跟著出現，心氣的不足則是拉慢氣血的流動，造成臟與腑瘀滯的起始，胸口開始感到微微的疼痛，背部也不知為何常常莫名痠痛，身體為了保護自身的運作，背部的贅肉漸漸增厚，胸口往內凹陷……

　　這種狀態下的人，睡眠也會受到嚴重干擾，尤其在練習瑜伽時，身體所傳達出的訊息更是明顯。這位學生因朋友鼓勵而開始了瑜伽初體驗，略有些年紀的她，小小的身軀，精實的手腳，卻有著與身形不合的寬厚肩膀，臉色紅紅的，說話時，透著可愛又靦腆的神情。第一次上課時，由於不熟悉動作的行進

方式，顯得有點手足無措，臉色更加漲紅。有次課後閒聊，才知道每每課程後的當天，她總是輾轉難眠。

臉部的顏色被分為常色和病色，常色是氣血充盈、臟腑功能正常的外顯，但如果臉色過於紅潤，或是在運動時，臉頰比別人特別容易發紅，代表心氣過於暢旺，身體的血液循環本就得依賴心氣的氣行導動，但上行之後還要能夠往下回送，氣行才不至於上衝頭部，而當心氣失去了被導引向下的制衡力量，躺在床上時，腦袋裡充滿了各種念頭，睡眠因此受到嚴重干擾，而她的臉色本來就偏紅，顯現是心火過旺的體質，在進入體位停留時，又無法適時透過呼吸的幫助，緩和內在的緊張，因此促使心氣更加上揚，難怪心神無法受到安撫。

另外心氣不足同樣也展現在睡眠上，入睡的時間會逐漸拉長，縱使身心感到相當疲累，但不知為何睡意就是遲遲不來。心神的狀態是由「心」所主導，心指的是大腦，是蘊藏精神、意識的所在，心就等於是內在實質面和意識的平衡，而睡眠就是兩者均衡下的結果，不管心氣是偏弱或偏強，神都無法順利往內回收，意識的浮遊讓睡眠失去了節奏，找不到真正沉靜和放下的結果，臉色走向暗沉、蒼白和疲累，身心困倦不

斷的外顯，甚至可能出現憂鬱的傾向。

心氣如何表現在身體部位上

心在五行中被歸類為火。火具有溫熱的特性，心有主血脈的作用，心臟的正常搏動，能順利推動血液流經脈管送到各個臟腑，也維持了身體溫度的恆定，不過這股火的能量可能會因某些原因而變大或轉小，讓身體的外貌產生改變。

我們可以藉由火燒灼後的現象來理解心氣強弱所帶來的影響：發生大火時，火勢會向上延燒，水分也因此不斷往外散失，就如同心氣過於旺盛，內在的津液容易向外蒸騰，身體因缺乏水液平衡而引起發炎發熱的狀態，臉色跟著轉紅，此時汗水的流瀉也像水沸騰時蒸氣上升，大都集中發生在上半身、頭部或者胸口。

但如果只是小小的火，能給予溫熱的範圍就受到侷限，微弱的火源沒有足夠的推動能力，就算想煮水，也得花費許多時間才能煮開，這就像是心氣過弱，血行過緩，身體失去血氣的養護，常感到怕冷畏寒，尤其上半身更是嚴重，代謝減緩下帶來無端的疲累感，臉色也因無血色而蒼白，甚至因阻滯形成心痹，

造成莫名的疼痛。心氣就是如此形塑出循環狀態，而表現在身體相對應的部位。

肩膀——心氣過弱時，可能會有刺痛或胸悶感，代表胸口出現了淤阻，這時肩膀往前內縮，可以減輕能量不足以支撐所帶來的壓力。

背部——背為胸中之腑。背部是前側臟腑能量的反射點，當心氣不足，經常會有背痛或肌肉僵硬。

臉色——心氣旺時，臉色紅，心氣弱時，較為蒼白，臉上也可能因為血氣不足，出現斑點和暗沉的樣貌。

汗液——若是心氣虛弱，反而容易在安靜或是睡眠時，因氣不足以護衛皮毛，而忽然出現汗液的流瀉。

舌頭——心氣不足，舌面上可能出現淤斑，而心氣旺盛，舌尖偏紅，嘴巴也容易經常潰瘍。

小指——心經與小腸經互為表裡，兩者分別循行於小指的內側和外側，手肘疼痛或是小指疼痛，都可能是心氣虛弱或是過旺的表現。

生活中不好的習慣會讓心氣過於旺盛或低下

生活中，我們用傷心表達內心的失落和難受，而遇上好事發生，開心是會使用的字眼，這就是心氣與情緒兩者間的連帶關係。複雜難言的感覺和情感表現，其實都在傳達心氣的真實樣子，也就是當外在環境投下了某些刺激，內在即會送出一些反應。所以我們常常可以從神態上，去探究當下某人的心思。

生活中與人的相處、對事情的觸動，都不斷影響著心氣，甚至可能讓人因此陷入無法自拔的深淵，如果每天總守著各種資訊，又無法分辨訊息的真假，內在的驚慌就可能引動心神，心氣過於上揚導致睡眠變得不安穩，自律神經也可能出現失調的狀態。

除此之外，汗水的流瀉也被心所牽引著，緊張時，心跳變得快速，水液不自覺從手心、頭部滲出，汗液其實就是心氣所運作出的液體，許多人偏愛流大汗的運動，但其實這樣反而會傷害心氣，所以許多從事高強度運動的職業選手，可能因此成為心臟病高風險族群。

心臟的跳動帶動了血液的輸送，血液的流動還肩負了身體的氣循環，長時間的工作會強迫心氣繼續運行，為了維

持專注度，氣血過度耗損，會讓氣血兩者都轉弱，當循環變慢，無法支應頭部的氣血，頭暈或頭痛就可能反覆出現。

體會心氣能量的導引

心氣引領了血行的脈動，因此能從胸口的狀態感覺心氣的強弱，例如出現不規律跳動或是悶脹等。心口的位置為膻中，也叫心包，這裡同時是人的氣海，包括呼吸的強弱、聲音的大小和手部橈側的脈動等，都得依賴這股能量的挹注。

心包就像是輔佐君主的臣子般，會適時幫忙排除可能面臨的威脅，因此它肩負保護心臟不受侵害的責任，也就是說，心如果受到外在風、寒或濕的襲擊，心臟並不會先受到傷害，反而被阻擋於心包處，這也是為何當胸口出現不舒服時，心臟的機能並不會有立刻衰退的危機。而心包的能量表現於心包經上，這條經絡經過了心包，再循行於手臂的中線，來到手心的勞宮穴，最後來到中指，所以心氣一旦出現問題，手心的溫度變化就能傳達出心氣是偏弱或是偏強，而勞宮穴所反射出的狀態，是很好的觀察點。

紅色食材 —— 有助於心氣的補養

心是血液流動的掌控者，但血液的生成依靠的是脾胃的能量，也就是《內經》所說「中焦受氣，取之，變化而赤，是謂血」藉由位於中焦的脾胃，將食物中的精微物質轉化為身體所需的血液，因此飲食的改變應該也是調整心氣必要的方式。而心在五行中屬火，所以紅色食材被歸納為入心，像番茄、胡蘿蔔、櫻桃或西瓜等，這種想法也和地中海飲食不謀而合：所謂地中海飲食指的是地中海周圍國家的飲食模式，大都以橄欖油、蔬菜和全穀類為主食，再輔以魚類的攝取。根據許多研究，採用這種飲食方式的人，心血管疾病的發病率較低。不過有許多紅色食材屬性較為偏寒，還是得適量攝取，以免讓寒氣傷害了身體的循環，要避免食材屬性可能帶來的影響，我們可以運用烘烤來改變食物原有的屬性，例如利用大量的番茄、搭配甜椒和菇類，切塊後直接排入烤盤中，淋上橄欖油，再撒上黑胡椒和少許的鹽，烘烤 30 分鐘。這樣就能攝取到大量的紅色食材，達到補養心氣的目的。

心氣能量 → 祈禱式

要體會心氣的樣子，瑜伽中的祈禱式是個很好的動作，找張椅子坐著或是坐在瑜伽墊上，兩腳一前一後呈現散盤的方式，擺放於鼠蹊部前側，核心內縮，椎節向上延伸拉長，將兩手來到胸前，兩側手心互相貼合，這時手肘、手腕維持在一個平面上，讓手腕與手掌呈 90 度角，將大拇指側緊靠住兩乳中間的膻中前側，手腕到指尖得完全密合，維持自然呼吸，經過 1、2 分鐘，手心中間溫度不斷的上升，指尖也變得溫熱，因為手的貼合面放於膻中的前側，膻中的宗氣也被引動上來，心包經的氣行和膻中互相流動，胸口會變得溫暖，能量上揚，感到呼吸更加順暢，喜樂油然而生，身體會出現鬆散的感覺。

補養心氣的瑜伽體位

當胸痛或是胸悶時，第一個直覺反應就是心臟可能出現問題。胸口的確是心氣表現的部位，因為這裡匯總了內在脾胃所化生的能量和向外擷取清氣的肺氣，兩者形成了宗氣——也就是人賴以存活的必要能量，失去了基本氣行的支撐，人只要稍微動一動，就容易心慌、心悸或是喘不過氣。

由於身體是立體的形態，既然心氣過弱或是淤阻，氣就無法順暢流動，對稱面的背部也會同樣受到牽連，造成心口不舒服，也會引起背痛、背部發脹的現象，長時間下來椎節還會出現變異。瑜伽中後仰或是前彎的體位都能適時舒緩心氣不足的狀態，但無論不足或是淤阻所引起的不適，當來到後仰的開展時，一開始都會因胸口能量無法支撐動作，而遭到內心的抵抗，不過，唯有打開心口，宗氣才能強化，氣行上行下降才能回到正軌。

補養心氣
天線式
1

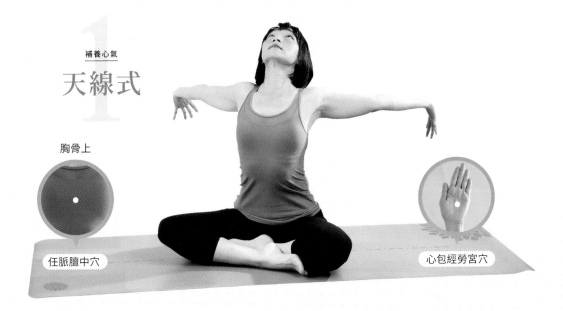

胸骨上

任脈膻中穴

心包經勞宮穴

▲ 專注點：胸口和手心

動作：以散盤或是跪坐方式，坐於瑜伽墊或是椅子上 → 兩手合掌放於胸前，兩手向上伸直來到耳朵兩側 → 將兩手以向後、向外的角度展開，在肩膀平行線上停留 → 兩手手指保持撐開，再從掌根處向下彎折，指尖朝向地板 → 肩膀不要過度用力，頭部後仰 → 保持自然呼吸，停留 3 ～ 5 個呼吸。

▼ 專注點：胸口、腋下到小指

動作：躺於瑜伽墊上，兩腳彎曲踩地 → 兩手手心朝下，輕鬆放於臀部兩側 → 吐氣後，手肘用力推向地板，同時從腰部以上，將下胸椎部位上提，順著胸椎、頸椎，讓肋骨向上打開 → 下巴上抬，朝向天空，頭頂頂地，臉部朝向後方 → 兩手維持手心貼地，肩膀不要過度用力 → 保持自然呼吸，停留 3 個呼吸。

補養心氣
魚式
2

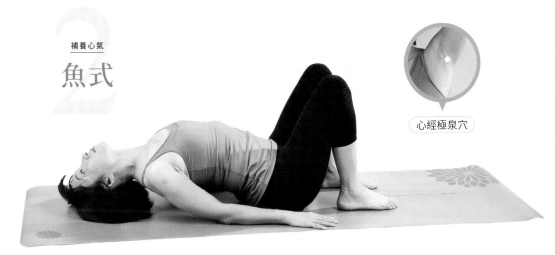

心經極泉穴

心氣旺盛或是低下造成的不良體態

身形

身材削瘦、胸口內凹——心氣偏弱的人，氣不足以支撐胸口的開展，身體就會出現略駝的樣態，兩肩也跟著朝向胸口的方向內收，而身體精微物質的輸送和吸收本就得依靠血液流動的幫助，心氣既然不足，血氣自然無法受到良好的補充，身形就容易偏瘦，人也經常會頭暈或有失眠的情形。

圓肩——心氣偏盛的人，因陽氣大於陰面，本身心跳可能偏快，身體為了緩和這種速度所帶來的心臟壓力，只好增厚背部的肌肉，幫助支撐。這種體質的人肌肉通常也較為僵硬。

垂肩——垂頭喪氣給人的感覺就是沒精神，之所以會垂肩是因心氣偏弱，身體沒有足夠的能量推動胸口開啟，因此背部微微隆起，肩膀也因無力而往下垂墜。

面部

臉色白晰——心氣不足的人，血液循環較顯不足，而臉部血管多，若血氣不夠，臉色當然就蒼白，體力也偏弱。

臉色暗沉、臉頰斑點較多——血液流動影響了養分的輸送，也關係到廢物的代謝，心氣不足的人，血液流動速度偏慢，就容易產生瘀滯。尤其在疲累時，氣行轉慢，會更加明顯，因此這樣的人，臉色相當暗沉，斑點也偏多。

臉色過於紅潤——心在五行中屬火，火有溫熱的作用，當心氣偏強時，身體就如同被營火包圍般，血液流動暢旺，讓人不時感到燥熱，臉部的血管相當密集，因而臉色總比別人更加紅潤。

額頭長青春痘——額頭是心氣的反射區，而且心氣主宰了思維活動，若因為工作、課業或是生活壓力，不斷耗損精神，思緒無法跳脫，額頭就會經常冒出青春痘。

汗水流瀉

汗水從頭部和胸口流瀉——心位於身體的上半部，心氣的能量又如同陽光般，擁有溫熱的特性，因此心就成了陽中之陽。而頭面部也位於身體的上半部，同屬於陽中之陽。難怪心氣失衡會讓汗水的流瀉大都集中於頭部以及胸口。

手汗和腳汗偏多——心氣也分心陰和心陽，心陽充足能推動熱能和水分，身體自然會被溫暖包覆，汗水的排動也跟著均衡分布，但當心陽不足時，溫度無法到達末梢，手腳容易冰冷，水液也會集中於手心和腳底流瀉，因此手汗、腳汗偏多。

四肢

小指僵硬歪斜疼痛——心經與小腸經的氣行是互通的，因此心氣的狀態也會表現在小腸經上，而小腸經從頭部側面循行到小指的外緣，如果小指總是感到緊繃或疼痛，也可能是心氣失衡的表現。

腿部水腫——心主導了血液流動的順暢與否，心氣不足的人，無法順利推動下肢的血液循行回流，容易讓腿部的寒濕氣停滯，引發水腫，甚至時間拉長後，也會造成梨型身材。

經絡瑜伽療癒

提升心氣、改善身材削瘦及
胸口內凹的樣態

高跟鞋式和桌式的串聯序列

病機緣由

胸口內凹的人，因心口氣行受到體態的制約而無法順行，導致經常出現胸痛的現象，而且可能還伴隨了心緒上的淤積，像是做事總要前思後想反覆確認或是容易畏懼不前，都是瘀滯所造成的，因此開啟胸口、通暢經脈，才是舒緩疼痛的最好方法。另外，心包膜總是保護著心脈不受外在的侵襲，所以如果強化心包，應該會有去除瘀滯的效果，並且還能改善微駝的身形。

經絡瑜伽帶來的療癒

後仰的體位可以引領胸口的展開，但是心氣過弱的人，兩側肩膀長期受到心氣的牽引，因此當兩手想要來到往上拉提貼於耳朵兩側的位置時，並沒有足夠的能量可以支撐。所以最好的伸展方式，是將兩手平舉到肩膀同高或放於身後，藉由背部往內收縮和手心下壓地板的反作用力，幫助肋骨打開，並且提動膻中穴的氣脈。啟動背部肌肉的練習，也能順勢強化因長期姿勢不正所引發的背肌無力，改善胸背前後肌力不均的問題。

刺激的經絡和穴位 任脈膻中穴、心包經、勞宮穴

1 高跟鞋式

1 跪坐於瑜伽墊上，兩腳併攏，腳跟立起、腳趾頂地。

2 兩手的手心朝上，上舉來到肩膀的一直線上，左右開展。

3 兩手的手指用力撐開，保持原有的高度，兩手向後開展，兩側肩胛骨往椎節方向內收。

4 從掌根處，手腕向下凹折，手指尖朝下，頭部後仰。

5 保持自然呼吸，停留 3 個呼吸。

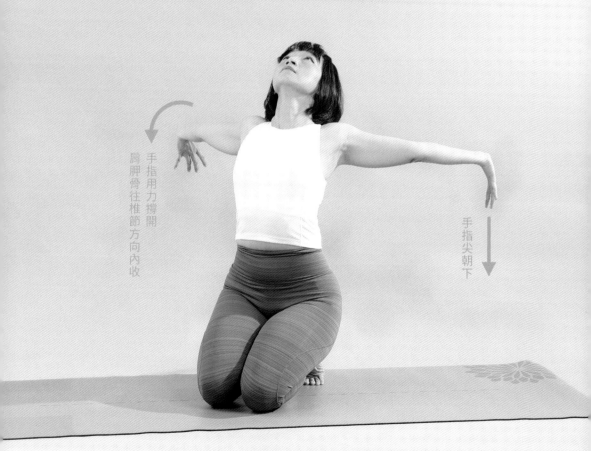

手指用力撐開
肩胛骨往椎節方向內收

手指尖朝下

2 高跟鞋式

前彎

1. 身體回正，兩手保持與肩同樣的高度，手心轉為朝下。
2. 從掌根處，手腕向上凹折，手指尖朝上。
3. 身體前彎，靠在腿部。
4. 保持自然呼吸，停留 3 個呼吸。

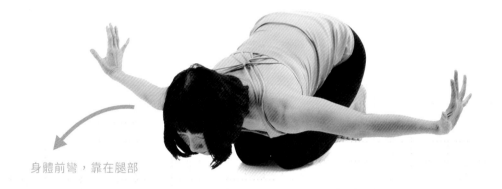

身體前彎，靠在腿部

3 桌式

1. 身體回正，兩手手指尖後頂地，臀部往後坐下。
2. 兩腳維持臀部的寬度，向前側挪動一大步。
3. 兩手來到身後，貼於肩膀的正下方，兩手指尖朝向後方。
4. 肚臍內收，臀部肌肉緊縮，再將臀部上推，離開地板，保持胸口上提，頭部放鬆後仰。
5. 保持自然呼吸，停留 3 個呼吸。

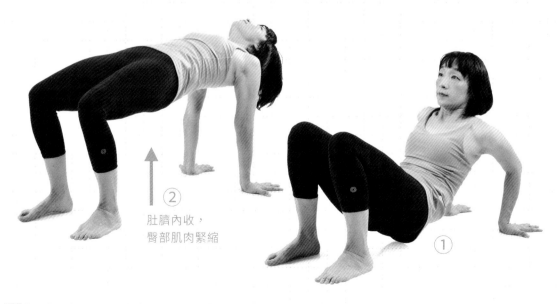

② 肚臍內收，臀部肌肉緊縮

①

4 坐姿後仰式

胸口打開，
頭部後仰

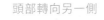

1 臀部向下，再將臀部向前，貼緊
   腳跟坐好。
2 兩側肩膀往椎節中間緊縮，肋骨
   上提，兩手用力推向地板。
3 胸口打開，頭部後仰。
4 保持自然呼吸，停留 3 個呼吸。

5 坐姿伸展式

頭部轉向另一側

加深單側胸口開展

1 維持前方姿勢，貼地的一側手，向側面
   上提，與肩膀同樣高度。
2 頭部轉向另一側，下巴來到肩膀上方。
3 保持自然呼吸，停留 3 個呼吸。

依 1、2、3、4、5 做完之後，
再進行一次，進入第 5 個動作時，
要換邊。

注意事項

- 第 2 個動作時，因為是高跪坐姿，前彎時需要較多的核心和背部力量，如果無法支撐，可以改用腳背貼地。
- 進入桌式時，手指尖向後，會讓手肘的壓力變大。剛練習時，如果手臂力量不足，可將手指尖轉朝臀部的
  方向，不過來到 4 和 5 的動作時，要記得再度調回手指的方向。

舒緩寬厚背部、
釋放肩背壓力

跪坐姿祈禱式和跪坐姿脊柱扭轉式的串聯序列

病機緣由

背部位於身體外緣，最容易受到外在寒濕氣的侵襲，若背部氣行不足，就無法及時進行排動，經年累月下來，導致背部廢物不斷累積，因而變得厚實又僵硬。背部也是手臂外側經絡循行的地方，氣行不通暢會逐漸擴及到循行路徑上的肩膀、手臂或手腕，身體就如同被層層捆綁一般，背痛和頭痛屢屢出現，失眠也經常發生，這樣的人通常能在深層按摩後，得到舒緩，那是因為按壓能啟動體表的陽面氣行，陽面溫熱的作用導引寒濕氣的外排，讓身體感到放鬆。

經絡瑜伽帶來的療癒

背部和手臂外側循行著陽面的經絡，可以藉由祈禱式的變化，以側推的角度，刺激單側背部、手肘和手腕的小腸經，啟動陽面的氣行，藉以帶動瘀滯的排除，而且手腕的壓擠，還能按壓到小腸經的陽谷穴和心經的神門穴，一方面可以舒開肩膀的筋膜，還能幫助提動心陰，降低過於暢旺的心火，減輕背部的壓力，除此之外，脊柱的扭轉能適時壓擠上背部的膀胱經，推動陽面氣行的走動，也可以疏通心絡。

| 刺激的經絡和穴位 | 膀胱經厥陰俞穴、心俞穴 | 小腸經天宗穴、肩中俞穴、肩外俞穴、陽谷穴 | 心經神門穴 |

1 跪坐姿祈禱式

1 跪坐於瑜伽墊上，兩腳併攏。

2 兩手來到胸口前側，兩手心互相貼合，手腕處一定要貼
合，手腕和手肘呈一直線。

3 保持手部的位置，往一側肩膀的前側推去。

4 內側的手持續保持力量推向外側的手。

5 保持自然呼吸，停留 5 個呼吸。

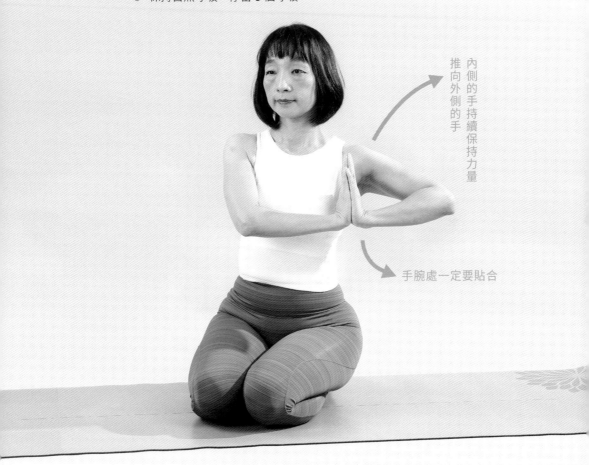

內側的手持續保持力量
推向外側的手

手腕處一定要貼合

2 跪坐姿祈禱式

手腕轉動

1 保持原本的手部位置,將手腕轉動,讓手指尖向下旋轉,來到指尖朝向地板的角度。
2 內側的手持續保持力量推向外側的手。
3 保持自然呼吸,停留 5 個呼吸。

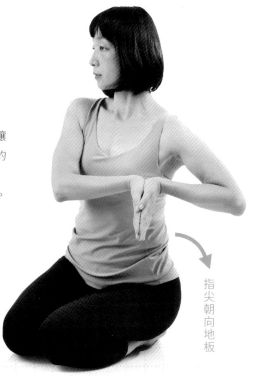

指尖朝向地板

手肘彼此互相推擠

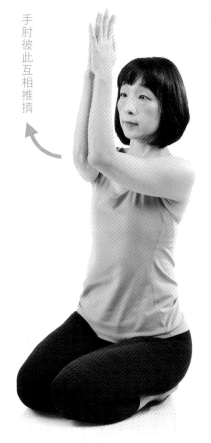

3 跪坐姿祈禱式

背部伸展

1 兩手指尖轉回正上方,退回到胸口的正前方。
2 兩手心向上走,手肘跟著併攏。
3 胸口感覺往內收縮,手肘彼此互相推擠。
4 保持自然呼吸,停留 5 個呼吸。

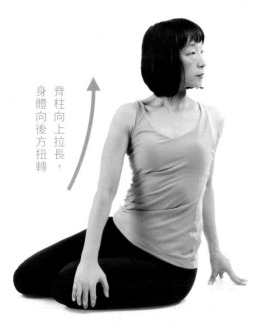

脊柱向上拉長，身體向後方扭轉

4 跪坐姿脊柱扭轉式

1 臀部往一側坐下，一側臀部坐於內側腳的腳跟上方，另一側臀部則坐於地上，膝蓋維持併攏。

2 將坐於地上臀部那側的手，往後來到臀部的正後方，指尖頂地。

3 將反向的那一手放於另一側的膝蓋上，吐氣後，脊柱向上拉長，身體向後方扭轉。

4 保持自然呼吸，停留 5 個呼吸。

5 跪坐姿脊柱扭轉式 穴位按摩

1 位於膝蓋的手，也來到臀部的後方，兩手平行擺放。

2 兩手的指尖朝向後方，貼緊地面，吐氣後，上方的腳保持彎曲抬起，手肘彎曲，身體向下靠近地面。

3 保持自然呼吸，停留 5 個呼吸。

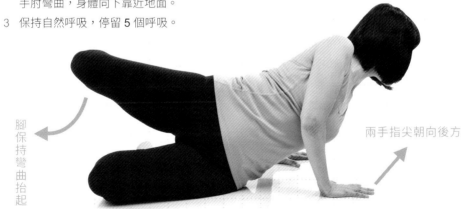

腳保持彎曲抬起

兩手指尖朝向後方

依 1、2、3、4、5 做完之後，再換邊進行。

注意事項

- 進行第 4 個動作時，膝蓋如果無法保持併攏，可以略為左右打開。
- 第 5 個動作有可能因背部太緊，無法順利來到身體後方，這時可用瑜伽磚輔助，分別墊於手心下方再繼續。

經絡瑜伽療癒

提動心氣、調整
臉色暗沉

魚式和橋式的串聯序列

病機緣由

心氣關係到血的流轉和脈的搏動，而臉部是全身中血管最多的部位，所以血氣充足與否，會很快會反應在臉部的色澤上。如果前一晚熬夜或是失眠，隔天氣色就容易暗沉。但心氣的下陷，並不是瞬間發生，會先經過與身體的自癒機制的互相拉扯，才會在長時間的過勞、營養的不足或是心緒的無法放下中，讓氣色在不知不覺中，逐漸轉向灰暗；同時，血氣沒辦法順利帶走廢物，淤阻也跟著變多，這時斑點也就慢慢顯現出來。

經絡瑜伽帶來的療癒

脾胃運作後帶來的養分，是心氣主要的來源，要改善心氣的狀態，也應顧及脾胃氣的強化。除此之外，心氣的不足也讓人經常有胸悶或喘不過氣的情形。所以，我們可以運用魚式打開胸口，藉由胸口被強迫開啟後，兩手向著斜上方延伸，刺激腋下的極泉穴，調理心氣的狀態；再進入橋式，利用臀部的上提，收縮下半身和背部的肌群，推動心氣上揚，幫助血液流動速度加快；在動作行進的同時，收縮按摩肚臍周遭，強化脾氣；最後再單腳向上抬起，促進心跳加快。

| 刺激的經絡和穴位 | 任脈膻中穴 | 腋下心經極泉穴 | 任脈神闕穴 |

1 魚式（運用瑜伽磚）

1 仰臥於瑜伽墊上，兩手手心朝下，輕鬆放於臀部兩側，兩腳彎曲踩地，
  保持臀部的寬度。
2 瑜伽磚以橫放平擺的方式，放於肩胛骨的下方，頭頂向內，讓頭頂以斜
  斜的角度，頂於地上。
3 保持自然呼吸，停留 3 個呼吸。

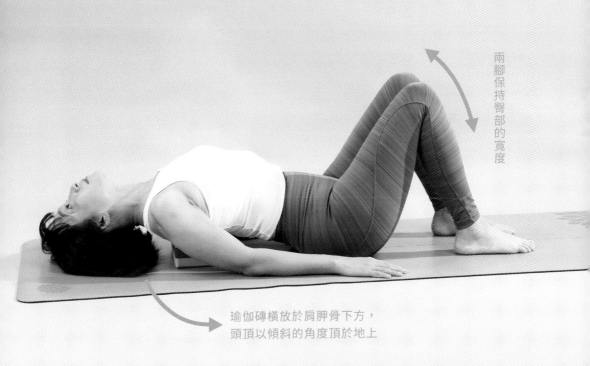

兩腳保持臀部的寬度

瑜伽磚橫放於肩胛骨下方，
頭頂以傾斜的角度頂於地上

2 魚式
（運用瑜伽磚）

加深穴位開展

1. 保持前一個的姿勢，將兩手上提，左右打開，來到與肩膀一直線的位置。
2. 上手臂保持不動，前手臂沿著地板，以手肘為圓心，呈凵字型停留。
3. 保持自然呼吸，停留 3 個呼吸。

呈凵字型停留

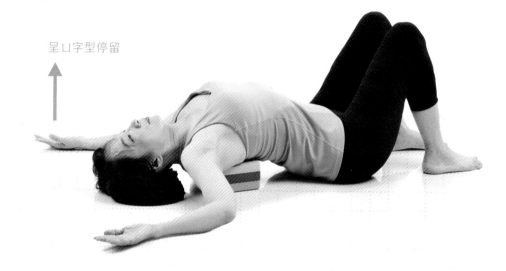

3 橋式

1. 取掉瑜伽磚，兩手回到臀部兩側，手心朝下。
2. 兩腳內收，保持臀部寬度，貼近腳跟。
3. 肚臍內收，臀部抬起。
4. 保持自然呼吸，停留 5 個呼吸。

肚臍內收，臀部抬起

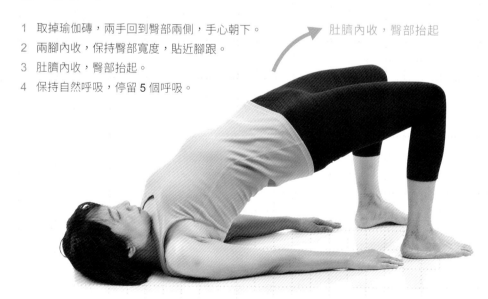

4 橋式

單側抬腳 ①

1 兩腳互相靠近,來到約 10 公分的寬度。

2 臀部盡量維持高度,一腳往上方抬起。

3 保持自然呼吸,停留 3 個呼吸。

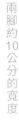

兩腳約10公分的寬度

5 橋式

單側抬腳 ②

1 保持前一個姿勢,
臀部下沉回到地上。

2 反覆抬高臀部。

3 共 10 次。

① ②

反覆抬高臀部

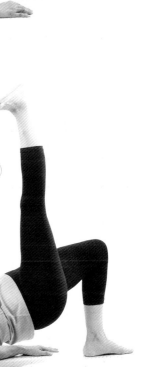

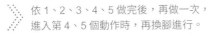 依 1、2、3、4、5 做完後,再做一次,
進入第 4、5 個動作時,再換腳進行。

注意事項

- 進入魚式時,如果有頭暈的狀況,就拿掉瑜伽磚,以平躺方式進行,直接做兩手的動作就好。
- 當心氣逐漸改善,再使用瑜伽磚。

經絡瑜伽療癒

紓解心氣不足下的
小指僵硬和疼痛

跪坐姿後仰式和英雄一式的串聯序列

病機緣由

不管經絡的循行是由末梢的手腳走向臟腑，或是呈現反方向行進，外在風、寒、濕或是臟腑能量的狀態，都會經由這些通道進行傳動，彼此牽動。假設是外邪入侵，只要臟腑的氣行足夠應付，雖然在經絡循行位置出現疼痛，那也只是短暫的現象；但如果是內在臟腑能量下陷，身體又無力去修復，那位於外的經絡就容易出現無端或是反覆的疼痛，小指的僵硬繃緊也是如此。

小指走的是心經和小腸經，兩條經絡都經過心臟，因此心氣的強弱會反射在小指上，當改善心氣的狀態後，小指的僵硬就能紓解。

經絡瑜伽帶來的療癒

小指僵硬既然是心氣狀態的外顯，後仰時的胸口牽引應該是最能改善心氣的伸展方式。而進入英雄一式時，上半身與向後延伸的腳所展現出的身體線條，能讓胸口自然牽動而打開，同時再加上小指交纏勾緊的拉動，除了幫助心氣的上揚，也從經絡拉提上，直接緩解小指的僵硬感，並且刺激所在穴位的氣行轉動，再由外而內的調整心氣。

| 刺激的經絡和穴位 | 小腸經前谷穴、後谿穴 | 心經少府穴 |

1 跪坐姿後仰式

1　跪坐於瑜伽墊上，兩手向前平舉，手心朝上，先將一隻手的小指疊放於另一手的小指上。（參見圖一）
2　小指互相勾緊，指尖向身體方向內轉，順勢轉向前側（參見圖二），伸直手臂，向上抬高來到耳朵兩側。
3　兩手用力往外拉動，但不鬆開手指。
4　保持自然呼吸，停留 5 個呼吸。

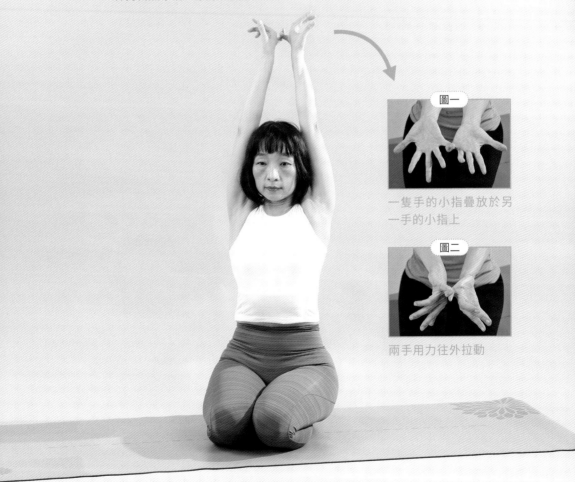

圖一
一隻手的小指疊放於另一手的小指上

圖二
兩手用力往外拉動

2 跪坐姿後仰式

後彎

1　接續第 1 個動作，兩手維持向上拉提，
　　在耳朵的兩側，
　　肋骨向前推出，身體後仰。
2　保持自然呼吸，停留 3 個呼吸。

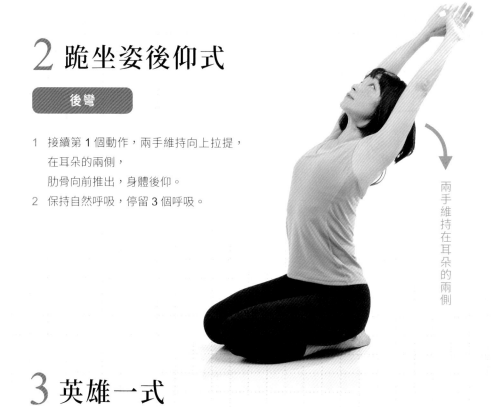

兩手維持在耳朵的兩側

3 英雄一式

1　接續第 2 個動作，臀部上提離開腳跟，兩側大腿垂直於地面。
2　一腳往前側踩地，小腿垂直地面，膝蓋來到腳跟的上方，身體前彎，靠向大腿。
3　後側腿部的膝蓋伸直，腳指尖朝向斜外角的位置，然後踩地。
4　保持自然呼吸，停留 5 個呼吸。

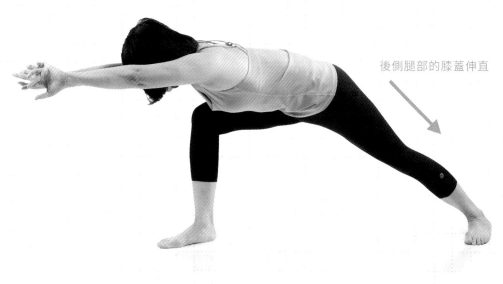

後側腿部的膝蓋伸直

4 英雄一式

後仰

保持核心力量

身
體
後
仰

肋
骨
向
前
推
出
，

1 保持核心力量，身體向上提起，
　頭頂位置朝上天花板。
2 兩手維持向上拉提，在耳朵的兩
　側，肋骨向前推出，身體後仰。
3 保持自然呼吸，停留 5 個呼吸。

5 幻椅式

1 身體回到頭頂朝天花板的位置，兩手在耳朵的兩側，維持
　向上拉提。
2 後側的腳向前，兩腳併攏。
3 換另一側的腳，向後跨大步，回到英雄一式。
4 動作不停留，立即將後側的腳回踩到前側，兩腳併攏。
5 兩腳依序各做 5 次的跨步。

兩手在耳朵的兩側

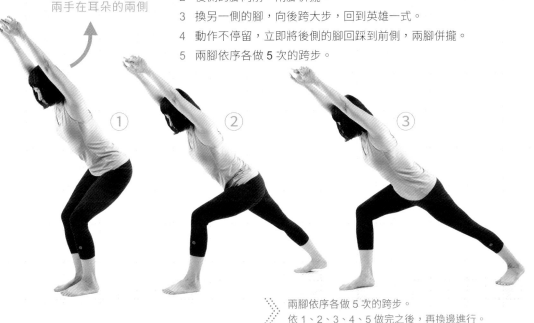

① ② ③

兩腳依序各做 5 次的跨步。
依 1、2、3、4、5 做完之後，再換邊進行。

注意事項

● 進入第 5 個動作時，核心要持續保持力量。

肝氣

疏導、分配、緊繃

肝氣是內藏的能量、膽經是外現的感知

Ⓐ 養肝血、改善髖部緊繃——**貓式和蛇式的串聯序列**

Ⓑ 排除肝氣瘀滯、避免下腹突出和經痛——**放氣式、弓式和平板式的串聯序列**

Ⓒ 改善膽經不通下的大腿外側肌肉厚實僵硬——**半猴反轉扭轉式和聖哲瑪里琪扭轉式**

Ⓓ 調整氣機不正常升降下的眼睛發紅——**跪坐姿扭轉式**

肝氣 運籌帷幄的肝氣、身體顏色的畫筆

在一間沒有鏡子的教室裡練習瑜伽或是舞蹈，因為看不見自己，所以只能憑藉著對身體的感受去延伸，我們常常不知道動作已經偏移，而在生活中也是如此，經常作息混亂或是讓情緒無端的侵蝕，往往等到疾病發生，才突然感到慌張。其實臟腑裡也有一面鏡子，那就是肝氣，它對於外界或是內在的改變有著細膩的感知，並從許多管道釋放出訊息，像是胸脇處的悶痛、不時的頭脹、容易發怒或是經期的後延，這些警訊都是冀望人能即時調整步調，讓身心得到幫助，如果可以理解這面鏡子想說的話，許多病症就能提早發現，苦痛也不會來到。

肝氣雖不像其他臟腑的作用如此明確，但肝卻像個作戰指揮官，當臟腑的氣、血和水出現瘀堵，會隨時下令進行疏泄，若氣、血、水出現一側傾斜時，也能趕忙調動軍隊進行搬運補足，做到適時的疏導和分配。臟腑也因肝氣的運作，時時維持著該有的行進步調。這時外來的敵人失去了侵襲的藉口，身體就能走在氣血兩平的健康狀態。但肝氣靈敏感知的特質，卻極容易受到心緒和作息的侵襲，讓工作、生活總是兩頭燒的現代人，走入了肝鬱的狀況。肝鬱首先會表現在血液的流動上，上下的氣循環變得不順暢，頭暈、貧血和頭痛就是初步現象，接著經血排動也變得不正常，導致子宮出現氣滯血瘀的狀態，逐漸引起腰痠、排便不順、頻尿等問題，下腹

總是脹脹的，小腹也跟著大了起來。

　　肝氣主宰血液收藏，也就是「藏血」功能，因此如果經常熬夜或是上夜班，就無法藉由正常的休息或是睡眠，讓肝血進行修復和補足。既然修復的需求無法被充分滿足，血行當然也不足以循行全身，那位於末梢的小腿、腳趾自然就容易引起抽筋，越發影響到正常的睡眠。所以說肝氣也影響了身體筋膜的狀態，因為筋膜要有血的濡養才能保持彈性和鬆度。肝就是這樣統整了身體活動所需的鬆緊度，因此越是疲累，全身就越是緊繃疼痛。

　　肝血有滋養臟腑的作用，讓它被歸類為陰臟，但肝氣對於氣、血、水的疏泄，卻又展現了陽的作用。肝氣一旦出現混亂，內在的陰陽狀態就容易被打亂，除了身體有莫名的疼痛，言行也會走向某種反向的表現。

　　這位學生與我相識多年，擁有姣好的外貌，修長的身型，臉色光澤明亮。她總是準時來到教室，並將身心全力投入練習中，體位的掌握和身體進步的速度，讓她成為同學欣羨的對象。長時間的相處，讓我們的關係像是老友般的自在。有次聽她談起家中的狀態，才發現她和先生及孩子們的相處其實存在諸多摩擦和不滿，而且似乎不斷在她內心激

盪著，就這樣又過了一段時間，我發現最容易受到心緒浮沉制約的肝氣，開始在她身上出現某些跡象：肝鬱悄悄來到她的臉上，肝氣無法順利疏泄，她的臉色逐漸暗沉。

　　雖然依舊保持練習，但她卻有了腰部疼痛，或是背痛，筋膜也因逐漸緊蹦，導致體位練習退步。除此之外，動作行進間，也經常出現嗝氣的現象，當伸展到腿部外側的膽經，緊繃不舒服的感覺也不斷發生。肝鬱影響了氣、血和水的平衡，血液和水液本就濡養筋膜和關節，因此疼痛的部位變得更多，也影響到胃氣的順利下行，嗝氣的機率就跟著大增。

肝氣如何表現在身體部位上

　　每當看到朋友臉色變得慘白，都會覺得是否生活過於疲累，才會沒有半點血色。血的確是紅色的，而且正常血量大概是體重的 1/13。其實，血液並不只有循環功能而已，還肩負了養分和物質的輸送，為的是濡養我們的臟腑、筋膜或是皮毛，難怪它會是我們身體的畫筆。如果能維持固定的生活步調，內在的自癒、養護和儲存，自然能發揮原有的效

能，臉色當然紅潤有光澤。肝就是血的收藏和調控的掌控者，若經常過勞或熬夜，那些需要血液滋養的身體部位，就會出現徵兆。

下腹部———肝的疏泄作用在調節血液流量和情緒，因此經血的排動或是排精都在它的管轄範疇。勞累或壓力過大，肝的疏泄就無法順暢，容易讓下腹部出現某些積聚的情形，下腹部會因而發脹變大。

臉色———肝的狀態若表現在臉上會呈現出青色，因此只要有幾天沒有好好睡覺，臉色就會變得鐵青。

眼睛———長時間使用眼睛，容易耗損過多血液，造成眼睛發紅或是覺得乾澀，看東西也會慢慢變得不清楚。

髮色———頭髮的營養來自於血。肝血不足，髮色當然無法保持烏黑，甚至顏色會偏黃，強韌性也不夠，洗髮時，也容易出現掉髮。

指甲———熬夜的隔天常常會覺得身體特別緊繃，那是因為關節和肌肉都依賴筋膜的鬆度，睡眠時間過短，縮短了肝血的修復。指甲是筋的一環，肝血若不足，指甲會又薄又軟，還可能斷裂。

生活中不好的習慣會讓體質下修

肝有疏泄的主動生理特質，它幫助身體的氣、血、水或是情緒的輸送和泄除，把需要的往上推升，把應該排出的送至其餘臟腑做協同處理。若不順應肝的作用，肝氣很容易出現逆向的運作，像是上升後的氣血，不下降而停留在頭面部，以至於出現頭暈或是頭痛，情緒多感且經常發怒，眼睛也易充滿血絲。

現代人其實有許多違逆肝氣作用的習慣，才會導致頭痛等狀態逐漸攀升，如流連於遊戲和追劇上。「目受血而能視」，眼睛得依賴肝血的濡養，才能看得清楚，過度使用眼睛，肝血被大量耗損，自然經常感到乾澀，有些人還有晚睡的習性，破壞了臟腑同步於自然界左升右降的規律。

肝血無法得到修復，血液的循環運行失去了該有的推動力，難怪容易出現頭痛或是眩暈的情形，最糟糕的是在職場或是人際關係上，面對不合理，無法據理力爭，也不擅長傳達情緒，心中卻

又總是感到鬱悶難當，這時肝氣會鬱結於胸脇兩側，引起胸部或肋間的抽痛，經期來時，肝經所繞行的下腹部，更是因發脹而出現痛經的現象。

體會肝氣能量的導引

肝被稱為沉默的器官，它不像其他臟腑，有讓人立刻感知的表現方式，例如胃氣無法下行時，在吃完飯後，胃部容易有發脹感；心氣不足時，只要稍微跑動一下，心臟跳動速度也會讓人喘不過氣來。肝氣的疏泄作用通常在不知不覺中減緩，瘀滯也是要堆積到一定程度才會外顯，像是連續幾天睡眠失序，或總是糾結在不順心的事上。淤阻所帶來的不舒服，可能會出現在兩側胸脇處、頭部，甚至胃食道逆流，這些位置的不適很難讓人聯想是肝氣的下陷或上亢所造成。因此當得知疾病是肝氣所帶來的影響，身體或許就深受其害。要提早探知肝氣的狀況，其實可以從肝經循行的位置下手，例如腳的大拇指突然有抽痛感、下腹部經常冷痛、每逢經期前後，胸口總是脹痛到很難過，或是頭部兩側的疼痛，這些現象可能都是肝氣淤阻所引起。

青色食材 —— 有助於肝氣的補養

當眼睛感到痠脹時，我們會下意識的閉起眼睛，或是望向充滿綠意的樹木，疲累自然就能消除大半，因為這兩種放鬆的方式都能補養肝陰和肝氣：閉眼促使血液回到肝去進行修復，眼睛會得到肝血的滋潤；而綠色對應到肝氣，因此走入森林時，身體總會感覺放鬆與平靜，內在的氣行平和而舒服。

此外，青色食物也有益肝氣的補養，像是深綠色蔬菜或是水果，有些人不愛吃味道偏重的芹菜，但研究證實它能平肝舒壓，芹菜的屬性偏涼，對於肝火上揚容易頭痛的人，可以幫助降肝火。不過肝氣過旺容易影響到脾胃消化代謝，這時就得要多攝取些米類的主食。米飯屬於甘類食物，能讓脾胃的能量上揚，去調和肝氣所帶來的不舒服。總是感到筋骨僵硬的人，可以攝取酸類的食物，例如檸檬，有助於筋膜的鬆結。

肝氣能量 → 躺姿扭轉變化式

我們可以藉由瑜伽中的躺姿扭轉變化式來體會肝氣是否已經出現瘀滯，因為扭轉式能大幅開展單側的胸脅處，而這裡正是肝氣鬱結所表現的部位。

仰躺於瑜伽墊上，將兩手左右展開，與肩膀呈一直線，再將身體翻轉到一側，呈現側躺的樣子，將上方的腳彎曲上提，腳底踩於另一腳的膝蓋上方，膝蓋保持貼住瑜伽墊上，下方貼地的

手，扶在膝蓋上，上方的手，上提貼於耳朵側，手心朝上，吐氣後，指尖維持碰觸地板，順著地板下轉到斜上方 45 度的位置，肩膀不貼地，保持自然呼吸，停留 1 分鐘，感覺胸脅處的緊度，每次吐氣後，再試著下沉肩膀，會覺得胸脅處相當的緊繃，溫熱的感覺也會慢慢出現，心中的沉重感似乎逐漸遠離，呼吸變得輕鬆又清晰。

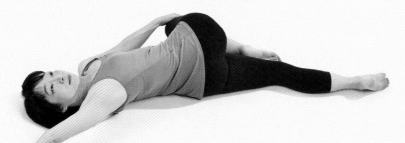

補養肝氣的瑜伽體位

要想維持肝氣正常升降的氣循環，當然得從肝氣的疏泄和肝陰的收藏來調整。但現今的生活模式，壓力總是紛沓而來，所以睡眠步調的調控，應該是最能幫助疏泄的運作，也是養肝陰最直接的方法。「人臥血歸於肝」，意思是說當人呈現躺臥的姿勢時，眼睛閉起，肝就可以將血液好好儲存下來，並且有能力做到適時分配和調節，而肝陰的養護，讓身體內在的陰陽不會出現一側傾

斜，這樣一來，肝氣的升降就能保持正常秩序，肝的疏泄作用也不至於被破壞。雖說如此，有許多人即使定時上床睡覺，卻遲遲無法入睡，這時不妨多多練習以下的瑜伽體位，運用髖部的開啟和胸部的拉動，提動陰面沉靜的能量，潛藏陽面那股活躍的動能，幫助陽和陰順利轉換，達到改善睡眠的目的。此外，這些體位同時也伸展了肝氣會表現的位置，推動肝氣的正常行進。

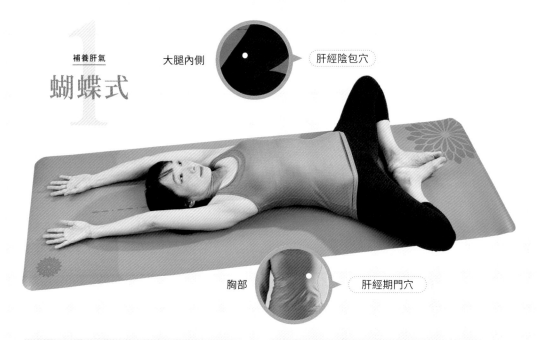

補養肝氣

蝴蝶式

大腿內側 　　　肝經陰包穴

胸部 　　　肝經期門穴

▲專注點：大腿內側和第五、六肋間

動作：仰臥於瑜伽墊上或床上 → 兩腳彎曲，腳底貼合，盡量貼近鼠蹊部 → 後側臀部維持收緊 → 兩手手心朝上，伸直貼於耳朵兩側 → 保持自然呼吸，停留3分鐘。

▼專注點：下腹部、大腿和小腿內側

動作：俯臥於瑜伽墊上，兩腳伸直併攏 → 兩手向前放於肩膀下方，手心貼地 → 一腳彎曲，向著鼠蹊部的方向，讓腳底貼於另一腳的大腿內側 → 膝蓋向外推出，好讓鼠蹊部盡量貼近瑜伽墊 → 臀部略為收緊，將上身推離墊子，兩手盡力推向墊子，讓椎節延伸向上 → 保持自然呼吸，停留1分鐘，再換另一腳進行一次。

補養肝氣

蛇式變化式

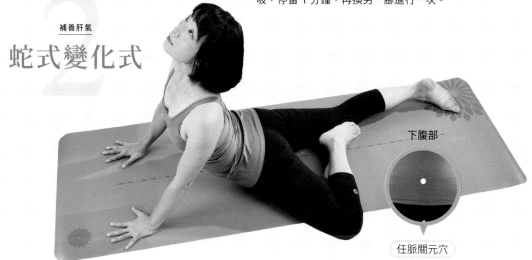

下腹部

任脈關元穴

肝氣過弱或過亢
造成的不良體態

身形

脊椎側彎——肝氣主宰了筋的狀態，筋指的是支撐椎節或關節周圍的筋膜、肌腱、韌帶等軟組織。肝氣正常運行，能不斷補給充分的血液，維持軟組織的彈性和強度，一旦疲累或是睡眠不正常而出現肝氣虛損，支撐椎節的力量自然變得薄弱。

大腿外側肌肉厚硬———循行於大腿外側的是膽經，它與肝經成為相互流動的氣循環。膽的作用得依賴肝氣的疏泄，才能被順利發揮。倘若肝氣受到制約，膽氣自然也受到波及。

髖部緊繃———肝主筋，主藏血，身體的筋絡需要血行的濡養。當血行不足，筋絡會變得較為緊繃，而且肝氣表現於下腹部，血行不足，讓疏泄的作用也出現混亂，髖部當然就變得不容易打開。

下腹突出——肝氣的疏泄本就引領經血的排動，若出現肝氣鬱結，會引起經期失序，原本該代謝掉的經血無法完全排除乾淨，會讓子宮出現氣滯血瘀，下腹的氣行不暢，腹脹或是腹大就變成常態。

面部

頭部晃動———人在極度生氣時，身體會不自覺的發抖，那是因為肝氣上升的速度過快過多，卻來不及疏泄向下的結果。若肝氣經常被激發，就會形成內風，內在既然像風不斷吹拂，頭部自然形成晃動。

眼睛發紅———超時工作或是經常睡不安穩，容易導致肝氣過度上揚，形成肝火上炎的現象，而火有著向上燒灼的特性，因此眼睛會有血絲或是發紅的狀態。

四肢

腳底、手心發黃———過累時，隔天睡醒後，臉色總會變得暗沉，那是臟腑氣行受到過度耗損的表現。「青色入肝」，因此，當疲累的狀態沒有被阻止，足底、手心或是面部的顏色將逐漸出現微黃色。

手指甲出現豎紋———指甲也是身上容易透出血色的部位，肝有藏血的作用，因此指甲的樣貌與肝氣密不可分，中醫認為「爪為筋之餘」，當肝血不足時，末梢的指甲更是無法受到充分的滋養，指甲的表面就容易出現一條條的豎紋。

姆指外翻———拇指外翻指的是腳的大拇指下方外緣特別突出，而讓大拇指向內傾斜度偏大，會有如此的樣貌，除了來自家族的因素，肝氣不足也是原因之一，肝在五行中屬木，樹木能延展出各種樹型，因此肝與身體關節處的肌腱和韌帶息息相關，所以拇指外翻也被視為肝氣不足的現象，肝氣還會隨著年紀增長而衰退，拇指外翻的情形，在步入老年時，會顯得更加嚴重。

經 絡 瑜 伽 療 癒

養肝血、改善
髖部緊繃

貓式和蛇式的串聯序列

病機緣由

許多人在練習束角式時，才意識到自我髖部的鬆緊度。這時兩腳會拉近鼠蹊部，腳底呈現合蹠。髖部緊繃的人，往外開展的膝蓋總是無法順利靠近地面，這是因為連結到髖關節上的筋，沒有發揮該有曲屈、伸展的作用，而筋指的是韌帶、肌腱和筋膜，筋需依賴肝血的濡養，如果過於疲累，肝血不能適時做到分配和調控，甚至出現不足，筋自然變得緊繃。適度伸展肝氣所流動的部位，除了從筋膜本身去進行血行的強化，也可藉由穴位的刺激幫助肝血的修復。

經絡瑜伽帶來的療癒

進入貓式的開髖時，可以藉由臀部肌肉的收縮，先放鬆因髖部緊繃而變得僵硬的後側肌群。腿部的側面上提會拉到大腿內側的肝經，提動肝氣。當進入下腹貼地的蛇式時，因為大腿和小腿下沉的重力，能更深層的強化筋膜開展和肝經的拉緊度。不過髖部的緊繃，會讓靠近鼠蹊部的大腿離地較遠，因此停留時，盡量閉上眼睛，促使血液回流到肝，同時再用深層的呼吸節律，幫助身體放鬆下沉，加大伸展的深度。

刺激的經絡和穴位	肝經陰包穴、陰廉穴	大腿和小腿內側的肝經

1 貓式

1　來到四足跪姿，兩手貼於肩膀下方，大腿垂直於地板，兩腳併攏。
2　一腳保持大腿和小腿 90 度的彎曲角度，一腳往側面抬起。
3　抬起的腳來到臀部平行的位置，仍然保持大腿和小腿的角度。
4　保持自然呼吸，停留 3 個呼吸。

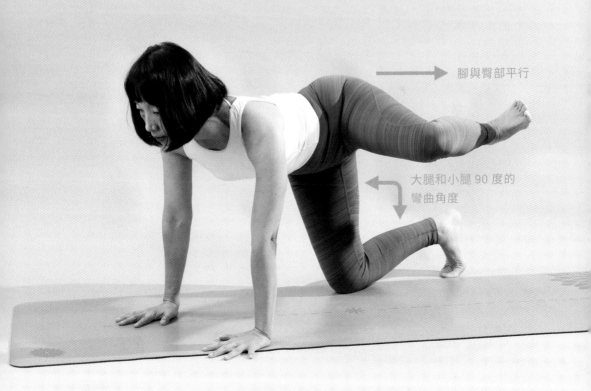

腳與臀部平行

大腿和小腿 90 度的
彎曲角度

2 貓式

扭轉

1 抬起的腳下放，踩在另一腳的腳跟上，腳指尖朝後方，膝蓋也盡量朝向後方，與頭部呈反方向。
2 臀部感覺持續收緊。
3 保持自然呼吸，停留 3 個呼吸

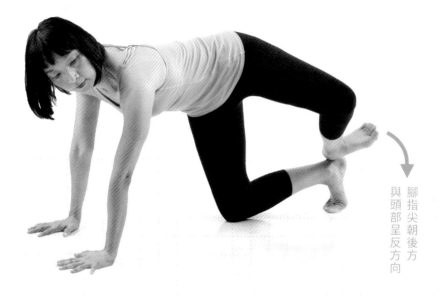

腳指尖朝後方 與頭部呈反方向

3 半蛇式

1 身體俯臥於墊上，一腳彎曲抬起，腳底靠在大腿的內側。
2 身體略起，兩手向前，兩側手肘來到肩膀的下方，上手臂和前手臂，呈 90 度角。
3 兩手肘感覺推向地板。
4 保持自然呼吸，停留 3 個呼吸。

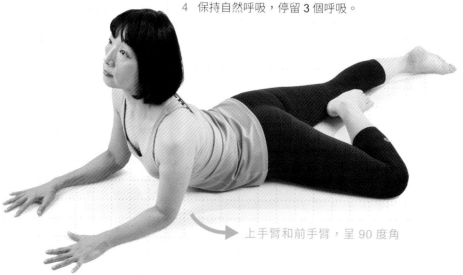

上手臂和前手臂，呈 90 度角

4 半蛇式

髖部加深開展

1 維持 3 的動作,將另一側伸直的腳,向外挪動到墊子外側,兩腳左右開展。
2 身體維持挺胸,繼續感覺朝向天花板延伸。
3 保持自然呼吸,停留 3 個呼吸。

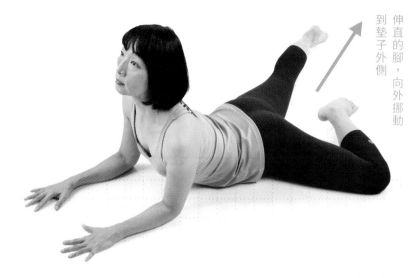

伸直的腳,向外挪動到墊子外側

5 蛇式

1 維持 4 的動作,兩手肘離開地板,伸直手臂。
2 兩手手心感覺推向地板,身體向著天花板延伸。
3 保持自然呼吸,停留 3 個呼吸。

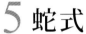
兩手手心推向地板

依 1、2、3、4、5 做完之後,再換邊進行。

注意事項

- 進入 3 的動作時,可以盡量將彎曲的膝蓋外推,拉近髖部與地板間的距離。
- 進入 5 的動作時,髖部盡可能緊貼地板,不要抬高,免得加重手腕支撐時的壓力。

經絡瑜伽療癒

排除肝氣瘀滯、避免
下腹突出和經痛

放氣式、弓式和平板式的串聯序列

病機緣由

體態的外擴或腫脹大都是瘀滯造成，例如下肢水分無法被代謝而造成的水腫。有些人長得瘦瘦的，卻小腹微突，而這裡本就是水、血該進行代謝的地方，既然小腹突出，就代表肝氣疏泄的作用沒有完全發揮，讓內在臟腑有了瘀滯。氣血流動變緩的結果，就是經常因經痛而難受，下腹部總覺得發脹，下背部也會有痠痛感，排出的經血顏色也偏向暗色。

經絡瑜伽帶來的療癒

溫度上提能推動水沸騰，因此熱敷或按摩所帶起的氣血流動，可加速瘀滯排出。瑜伽中放氣式，是運用兩腳的大腿貼近腹部，提高內在腹壓，強迫氣血運行；按壓腹部時，會刺激到肝經和任脈交會的關元穴，通暢與經血排動有關的衝脈，讓下腹的疏泄恢復原有的速度；而後仰的弓式，按壓了對側面的八髎穴，也能疏通下腹，排動瘀滯引起的不舒服。

刺激的經絡和穴位 | 膀胱經八髎穴 | 任脈關元穴 | 肝經

1 放氣式

1 仰臥於瑜伽墊上，兩腳彎曲，腳背呈背屈。

2 兩手交錯互相扣住足底，小腿內推，盡量讓大腿貼近身體。

3 保持自然呼吸，停留 5 個呼吸。

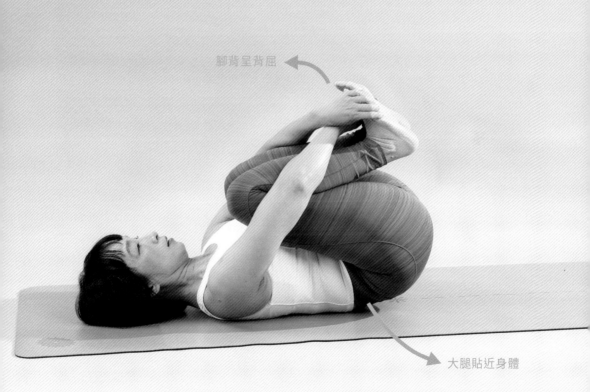

腳背呈背屈

大腿貼近身體

2 兩腳向上伸直式

1 維持 1 的動作，兩腳往天花板推出，兩腳
伸直。
2 兩腳腳背蹠屈，核心收縮，臀部離地向上
抬高。
3 反覆抬起 10 次。
4 最後回到兩腳向上伸直，保持自然呼吸，
停留 5 個呼吸。

核心收縮，
臀部離地向上抬高

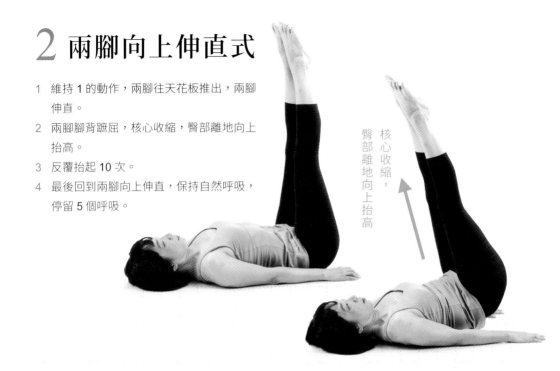

3 躺姿束角式

1 仰臥於瑜伽墊上，兩腳併攏放於地板
上，兩手合掌放於胸前。
2 兩腳的腳底貼合，向上挪動至靠近鼠蹊
部，膝蓋向著兩側，大大的打開，髖部
被完全打開。
3 維持腳底的合蹠，腳刀那面貼緊瑜伽
墊，兩腳慢慢下走，直到兩側膝蓋完全
伸直，腳底仍舊維持貼合，兩手大拇指
互扣，向上伸直，來到耳朵的兩側。
4 雙手雙腳反覆上下挪動，來回共 10 次。
5 最後回到靠近鼠蹊部處停留，保持自然
呼吸，停留 5 個呼吸。

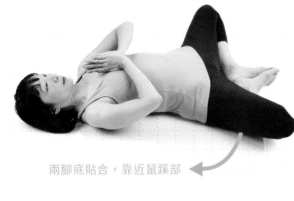

兩腳底貼合，靠近鼠蹊部

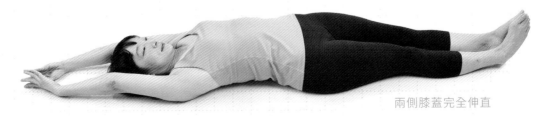

兩側膝蓋完全伸直

4 弓式

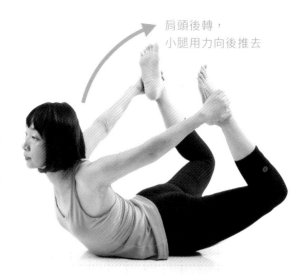

肩頭後轉，
小腿用力向後推去

1　身體俯臥於瑜伽墊上，兩腳左右
　打開至臀部的寬度，兩手伸直，
　放於腿部的兩側。
2　兩腳的小腿彎曲，兩手從外側的
　腳刀，捉緊腳背。
3　肩頭後轉，將兩小腿用力向後推
　去，肚臍以上的上半身離地騰空，
　大腿也離地騰空。
4　保持自然呼吸，停留 3 個呼吸。

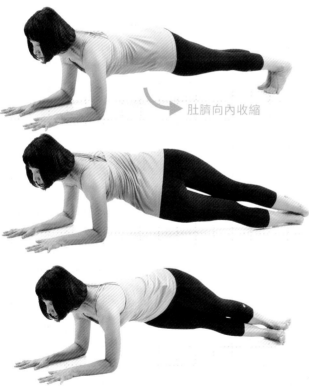

肚臍向內收縮

5 肘撐平板式

1　身體俯臥於瑜伽墊上，兩腳
　併攏。
2　身體略起，兩手向前，兩側
　手肘來到肩膀的下方，上手
　臂和前手臂，呈 90 度角。
3　兩腳的腳背呈背屈，腳趾頂
　住地面，肚臍向內收縮，推
　起身體，離開地面。
4　兩腳倒向一側，再倒向另一
　側，左右擺動。
5　反覆擺動 10 次。

依 1、2、3、4、5 做完之後，
再反覆進行 2~3 次。

注意事項

* 進入第 4 個動作時，臀部要先緊縮，維持腰部的穩定度，避免後仰帶來的腰部疼痛。
* 進行第 5 個動作時，肚臍要向內收縮，再將身體離地，如果無力支撐下身的擺動，可以先停留在離地的位置上。

C

經 絡 瑜 伽 療 癒

改善膽經不通下的
大腿外側肌肉厚實僵硬

半猴反轉扭轉式和聖哲瑪里琪扭轉式的串聯序列

病機緣由

肝膽都具有疏泄的作用，因為肝的疏泄，膽才會分泌膽汁，消化代謝的工作才會完成。當肝氣下陷，會波及膽的運作，而且膽經位於大腿的外側，容易受到外在風寒濕的侵襲。只要膽經氣血循環轉弱，瘀滯就會逐漸成形，所以大腿外側的肌肉就變得厚實又僵硬，臀部也感覺較為寬大，尤其在臀部側面膽經居髎穴到大腿外側中瀆穴的區域，這些穴位本就有去風濕的作用，在沒有能力代謝停滯的風濕下，廢物自然形成堆積，當手觸及這個區域時，溫度總是較低於鄰近的部位，甚至會感到有許多大大小小的結節存於肌理。

經絡瑜伽帶來的療癒

臀部到側面腿部的肌群是身體最有力的肌群，因為在站姿或是姿勢轉換時，能提供支撐的力道，因此當瘀滯停駐在這裡時，得需藉由深沉拉提的方式，才能帶動血氣的流動。而半猴反轉式和聖哲瑪里琪式就是屬於能深層推動膽經的體位：藉由身體向著比較費力的方向扭動，讓位於臀大肌上的環跳穴和闊筋膜張肌上的居髎穴、風市穴，深深的被拉開，幫助提升氣血流動的速度，加強代謝的能力，排除可能停滯於此處的濕氣或寒氣，進而改變下半身的樣貌。

刺激的經絡和穴位　膽經居髎穴、風市穴、中瀆穴

1 跪姿扭轉式

1 來到四足跪姿，兩手貼於肩膀下方，大腿垂直於地板，兩腳併攏。
2 一腳向前來到同側手的內側，大腿平行於地板。
3 同側的手，向著天花板方向抬起，扭轉向上。
4 保持自然呼吸，停留 5 個呼吸。

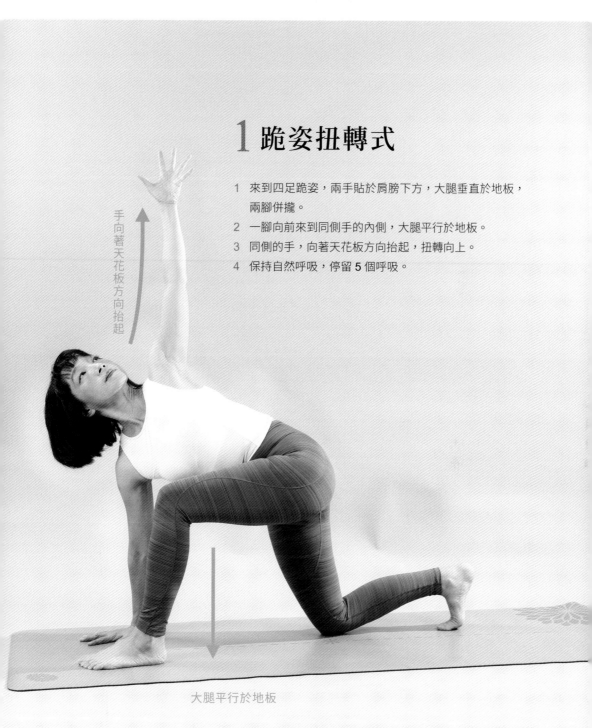

手向著天花板方向抬起

大腿平行於地板

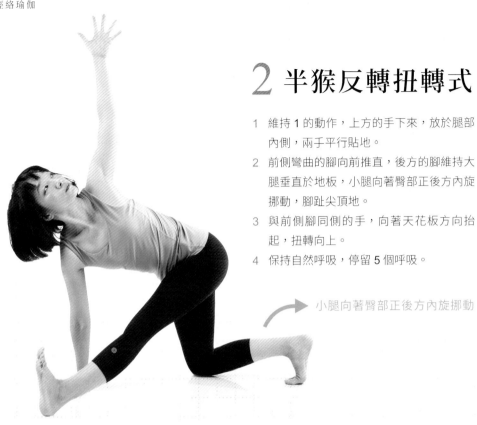

2 半猴反轉扭轉式

1 維持 1 的動作，上方的手下來，放於腿部內側，兩手平行貼地。
2 前側彎曲的腳向前推直，後方的腳維持大腿垂直於地板，小腿向著臀部正後方內旋挪動，腳趾尖頂地。
3 與前側腳同側的手，向著天花板方向抬起，扭轉向上。
4 保持自然呼吸，停留 5 個呼吸。

小腿向著臀部正後方內旋挪動

3 聖哲瑪里琪扭轉式

1 接續 2 的動作，臀部向後坐於瑜伽墊上，後方的腳向前伸直，另一腳彎曲跨過伸直的腳，腳踩地，腳指尖朝向正前方。
2 反向於踩地那腳的手，環抱住彎曲腳的外側，另一手放於臀部的正後方，指尖頂地。
3 吐氣後，肩膀往後旋，身體扭轉向後。
4 環抱住小腿的手，盡量推動腿部靠近身側。
5 保持自然呼吸，停留 5 個呼吸。

跨過的腳，腳指尖朝向正前方

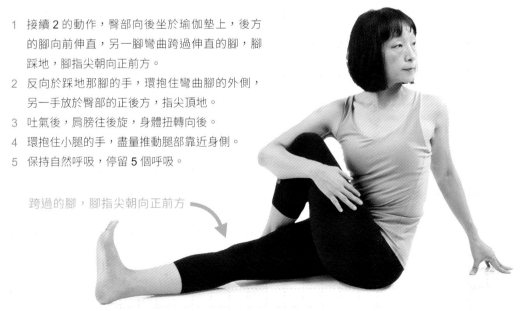

4 聖哲瑪里琪扭轉式

加深外側經絡伸展

1 維持 3 的動作。

2 下方伸直的腳,向上抬起,貼近上方腿部的膝蓋內側。

3 保持自然呼吸,停留 3 個呼吸。

抬起的腳貼近上方腿部的膝蓋內側

5 半魚王式

1 接續 4 的動作,下方伸直的腳朝內彎折,腳指尖朝後,腳跟貼近臀部。

2 上方的腳維持跨過下方的腳,腳掌踩在大腿的外側,腳指尖朝向前側。

3 身體扭轉向彎曲踩地腳的那側,兩手放於膝蓋的外側。

4 保持自然呼吸,停留 3 個呼吸。

依 1、2、3、4、5 做完之後,再換邊進行。

兩手放於膝蓋的外側

注意事項

● 由於序列中的體位都是向著較緊繃的那側扭動,因此每次扭轉時,要盡量巧用呼吸的調控,也就是吐氣時,再加重扭轉的深度。

經絡瑜伽療癒

調整氣機不正常升降下的
眼睛發紅

跪坐姿扭轉式的串聯序列

病機緣由

熬夜過後，會看見鏡中的自己，眼白上布滿微紅的血絲。眼睛的樣子，其實顯現了肝氣的狀態，良好適度的睡眠，能讓肝血充足，讓肝的疏泄作用正常發揮，眼睛會感到滋潤，外在事物的輪廓也變得更加清晰。而過度使用眼睛後，肝血耗損許多，這時會因陰血不足而無法產出足夠的淚液，讓眼睛出現乾澀疼痛，若這種情形變成常態，肝氣沒辦法順利疏泄，將導致肝氣過度上升，眼睛就會經常發紅，頭部也跟著發脹。

經絡瑜伽帶來的療癒

位於腳背上的太衝穴是肝經的原穴，原穴是臟腑原氣展現的穴位，既可補充不足的部分，又能導引多餘的氣行向下，因此可藉由兩種重心的轉換來加壓太衝穴的刺激：一個是在單腳跪坐時，用一側的手肘去壓擠太衝穴；另一個則是在順向扭轉時，用臀部的上提，去緊縮太衝穴所在的前側腳背。用反正兩側的扭轉，伸展腿部外側的膽經和內側的肝經，順利推動到眼睛的肝膽經氣行，調整肝氣過度上揚的狀態。不過因為是眼睛的療癒，所以動作行進時，眼睛要閉著進行。

刺激的經絡和穴位	肝經太衝穴	肝經	膽經

1 跪坐姿扭轉式

1　跪坐於瑜伽墊上，一腳進前踩地，腳指尖對齊另一側的膝蓋。

2　兩手手指交錯，身體略下壓，扭轉向踩地的那隻腳。

3　將兩手手心貼於膝蓋正前方，反向那側的手肘，頂於足背大拇指和食指基部連接的凹陷處，頭部扭轉向上，要更加強肝血補養，可以將眼睛閉起。

4　保持自然呼吸，停留 5 個呼吸。

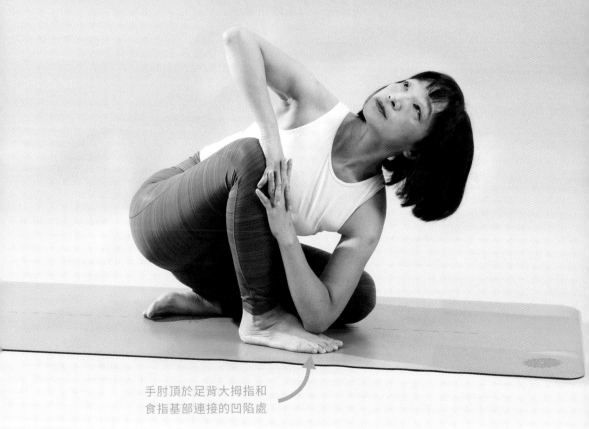

手肘頂於足背大拇指和
食指基部連接的凹陷處

2 跪坐姿扭轉式

加深穴位按壓

1 接續 1 的動作，手肘維持頂住穴位。
2 上方的手向上抬起，指尖先朝上伸直
　手臂，再順向往身體後方下壓，眼睛
　看向後方。
3 保持自然呼吸，停留 3 個呼吸。

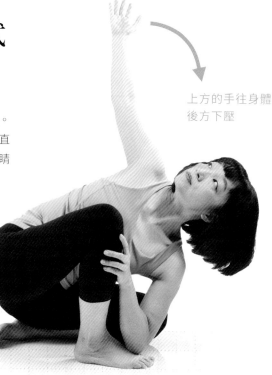

上方的手往身體
後方下壓

椎節往側前方延伸

3 跪坐姿扭轉式

側彎扭轉

1 身體回正，再扭轉朝向跪坐那側的腳。
2 與踩地同側的手，放於腳掌的前側，
　手心貼地。
3 另一手上提，手臂伸直，手心朝下，
　貼於耳朵側面，面向跪坐的腳側彎，
　核心收提，椎節往側前方延伸，要更
　加強肝血補養，可以將眼睛閉起。
4 保持自然呼吸，停留 5 個呼吸。

4 跪坐姿扭轉式

經絡拉提

1 接續 3 的動作,身體壓低,肩膀低
  於膝蓋。

2 與踩地的腳同側的手,環住小腿的
  前側,另一手肩膀後旋,由腰後兩
  手互相扣住,要更加強肝血補養,
  可以將眼睛閉起。

3 保持自然呼吸,停留 5 個呼吸。

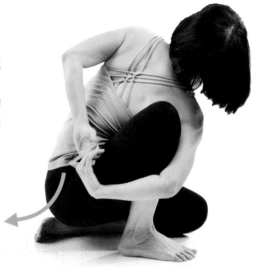

兩手互相扣住

臀部離開腳跟

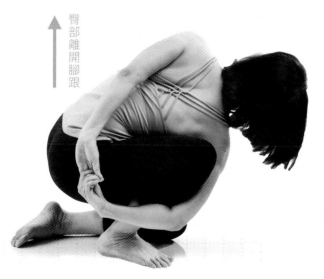

5 跪坐姿扭轉式

利用重心拉緊經絡

1 接續 4 的動作,將臀部上推,
  離開腳跟,眼睛看向天花板。

2 保持自然呼吸,停留 5 個呼吸。

依 1、2、3、4、5 做完之後,
再換邊進行。

注意事項

● 如果單腳踩地的跪坐姿勢,無法坐於腳跟上,可以用瑜伽磚墊於臀部下方。

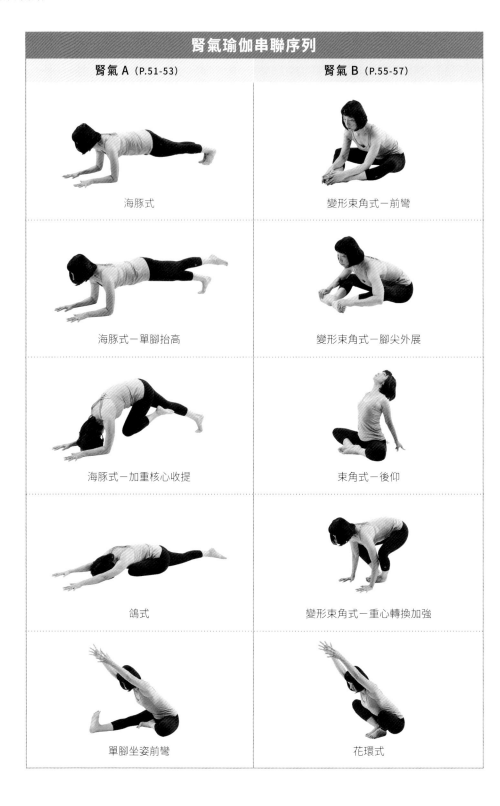

腎氣瑜伽串聯序列

腎氣 A (P.51-53)　　　　　　　**腎氣 B** (P.55-57)

海豚式　　　　　　　　　　　　變形束角式－前彎

海豚式－單腳抬高　　　　　　　變形束角式－腳尖外展

海豚式－加重核心收提　　　　　束角式－後仰

鴿式　　　　　　　　　　　　　變形束角式－重心轉換加強

單腳坐姿前彎　　　　　　　　　花環式

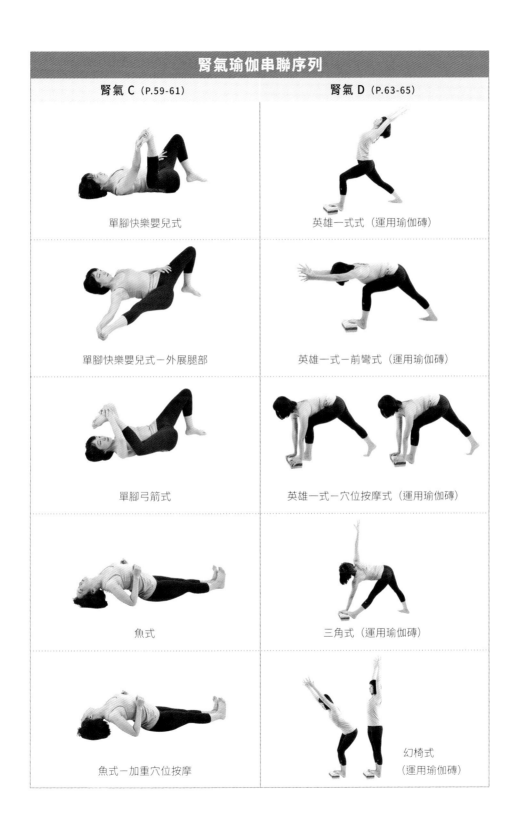

腎氣瑜伽串聯序列

腎氣 C (P.59-61)

單腳快樂嬰兒式

單腳快樂嬰兒式－外展腿部

單腳弓箭式

魚式

魚式－加重穴位按摩

腎氣 D (P.63-65)

英雄一式式（運用瑜伽磚）

英雄一式－前彎式（運用瑜伽磚）

英雄一式－穴位按摩式（運用瑜伽磚）

三角式（運用瑜伽磚）

幻椅式
（運用瑜伽磚）

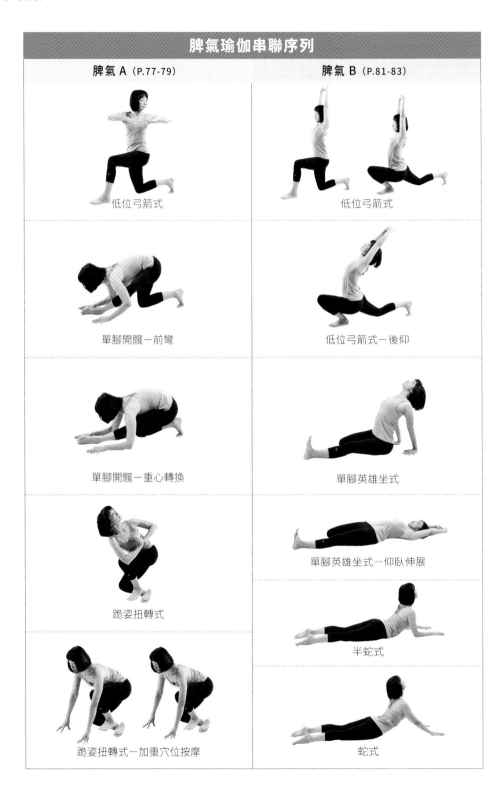

脾氣瑜伽串聯序列

脾氣 A （P.77-79）

低位弓箭式

單腳開髖－前彎

單腳開髖－重心轉換

跪姿扭轉式

跪姿扭轉式－加重穴位按摩

脾氣 B （P.81-83）

低位弓箭式

低位弓箭式－後仰

單腳英雄坐式

單腳英雄坐式－仰臥伸展

半蛇式

蛇式

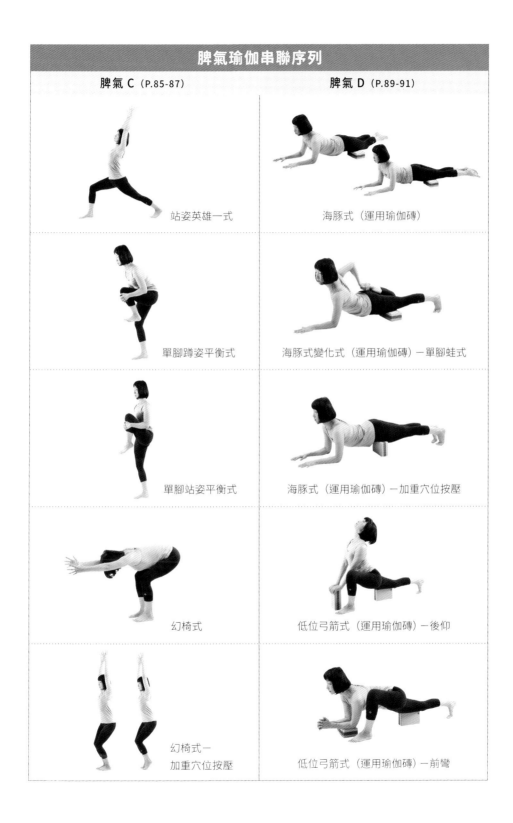

脾氣瑜伽串聯序列

脾氣 C (P.85-87)

站姿英雄一式

單腳蹲姿平衡式

單腳站姿平衡式

幻椅式

幻椅式—
加重穴位按壓

脾氣 D (P.89-91)

海豚式（運用瑜伽磚）

海豚式變化式（運用瑜伽磚）—單腳蛙式

海豚式（運用瑜伽磚）—加重穴位按壓

低位弓箭式（運用瑜伽磚）—後仰

低位弓箭式（運用瑜伽磚）—前彎

肺氣瑜伽串聯序列

肺氣 A（P.103）	肺氣 B（P.105-107）

完全呼吸法的練習方式

蝗蟲式

蝗蟲式－扭轉

魚式（運用瑜伽磚）

魚式（運用瑜伽磚）－加重後彎深度

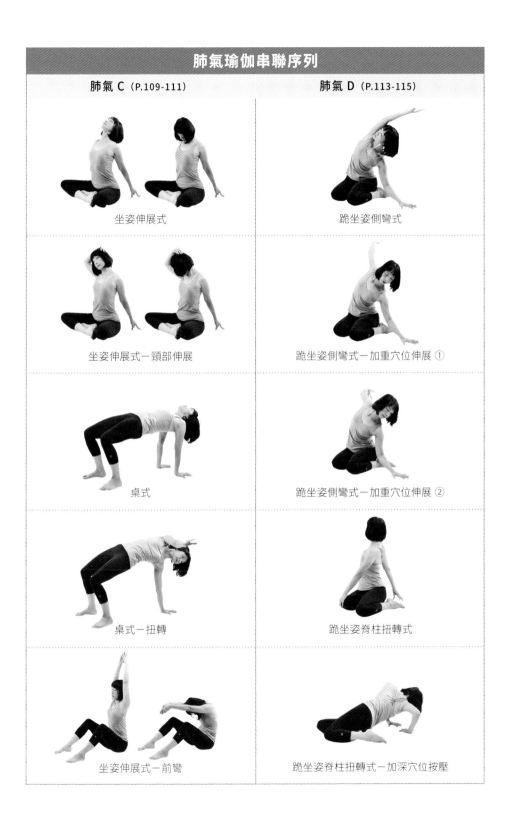

肺氣瑜伽串聯序列

肺氣 C (P.109-111)　　　　　　　　**肺氣 D** (P.113-115)

坐姿伸展式

跪坐姿側彎式

坐姿伸展式－頸部伸展

跪坐姿側彎式－加重穴位伸展 ①

桌式

跪坐姿側彎式－加重穴位伸展 ②

桌式－扭轉

跪坐姿脊柱扭轉式

坐姿伸展式－前彎

跪坐姿脊柱扭轉式－加深穴位按壓

心氣瑜伽串聯序列

心氣 A (P.127-129)

高跟鞋式

高跟鞋式－前彎

桌式

坐姿後仰式

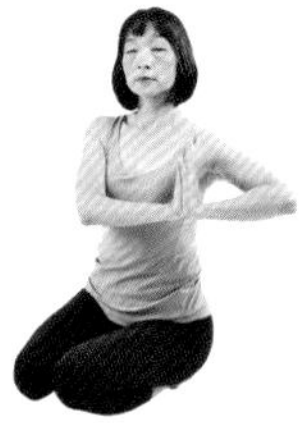

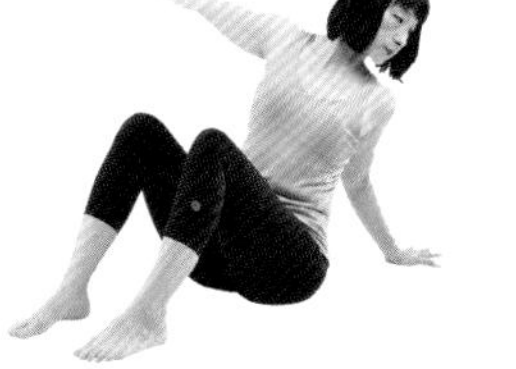

坐姿伸展式－加深單側胸口開展

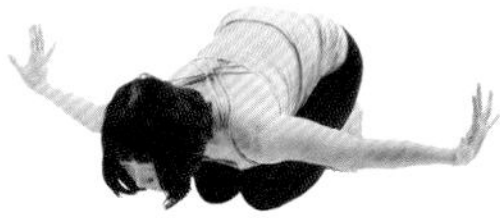

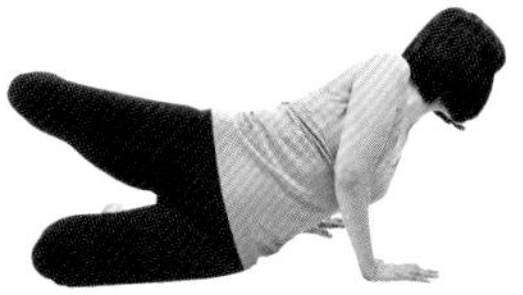

心氣 B (P.131-133)

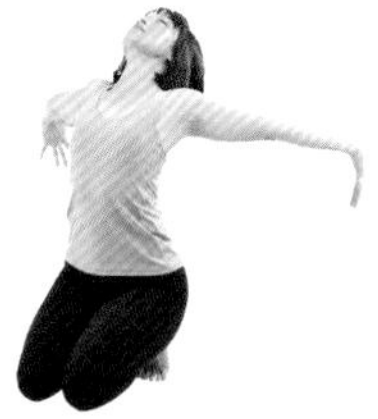

跪坐姿祈禱式

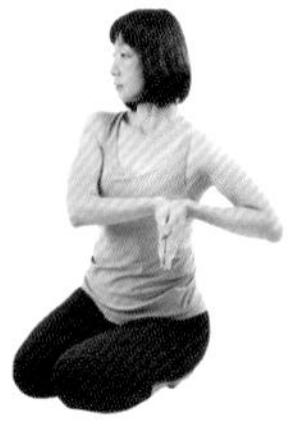

跪坐姿祈禱式－手腕轉動

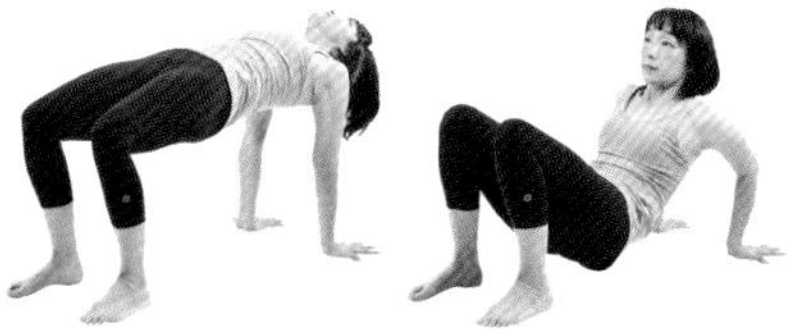

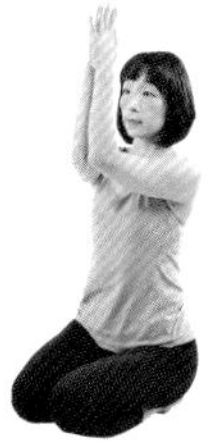

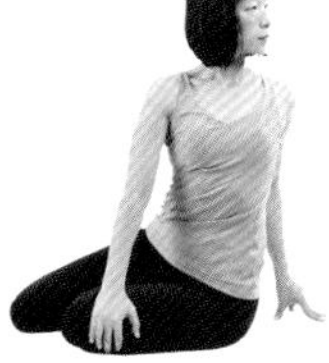

跪坐姿祈禱式－背部伸展

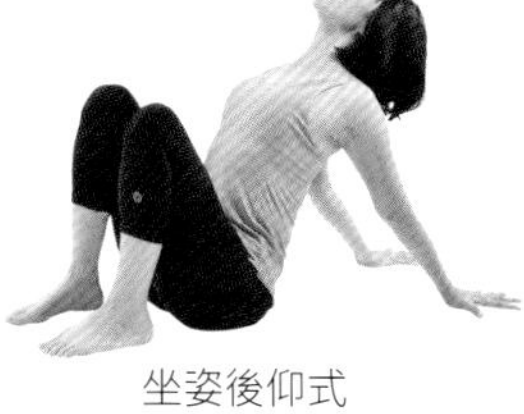

跪坐姿脊柱扭轉式

跪坐姿脊柱扭轉式－穴位按摩

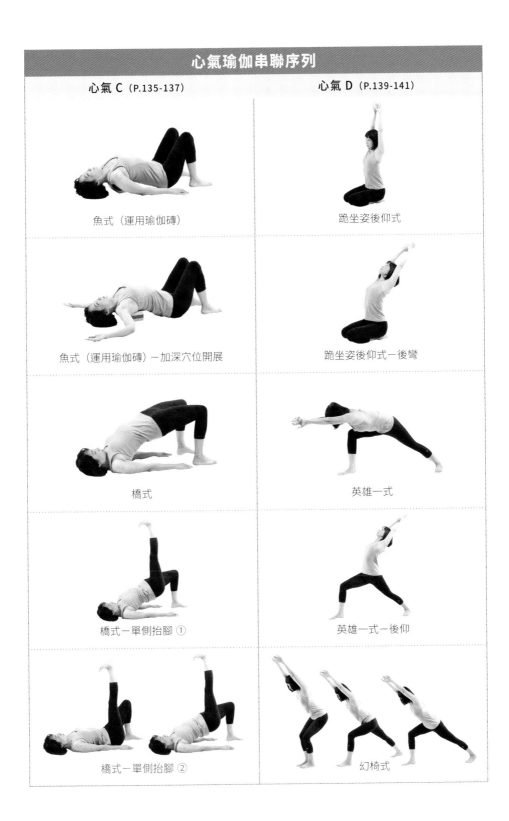

心氣 C (P.135-137)

魚式（運用瑜伽磚）

魚式（運用瑜伽磚）－加深穴位開展

橋式

橋式－單側抬腳 ①

橋式－單側抬腳 ②

心氣 D (P.139-141)

跪坐姿後仰式

跪坐姿後仰式－後彎

英雄一式

英雄一式－後仰

幻椅式

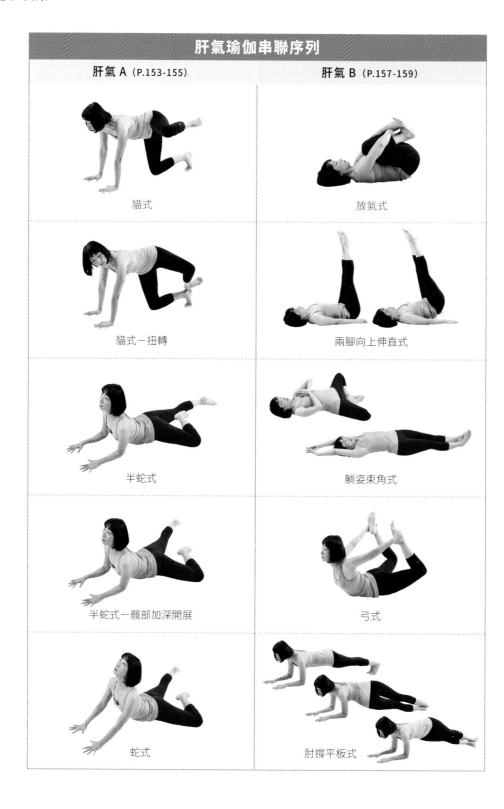

肝氣瑜伽串聯序列

肝氣 A (P.153-155)

貓式

貓式－扭轉

半蛇式

半蛇式－髖部加深開展

蛇式

肝氣 B (P.157-159)

放氣式

兩腳向上伸直式

躺姿束角式

弓式

肘撐平板式

肝氣瑜伽串聯序列

肝氣 C (P.161-163)

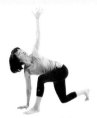

跪姿扭轉式

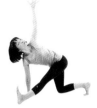

半猴反轉扭轉式

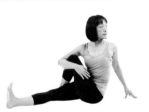

聖哲瑪里琪扭轉式

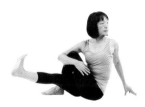

聖哲瑪里琪扭轉式－加深外側經絡伸展

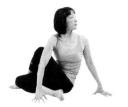

半魚王式

肝氣 D (P.165-167)

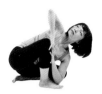

跪坐姿扭轉式

跪坐姿扭轉式－加深穴位按壓

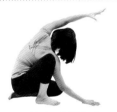

跪坐姿扭轉式－側彎扭轉

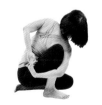

跪坐姿扭轉式－經絡拉提

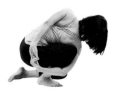

跪坐姿扭轉式－利用重心拉緊經絡

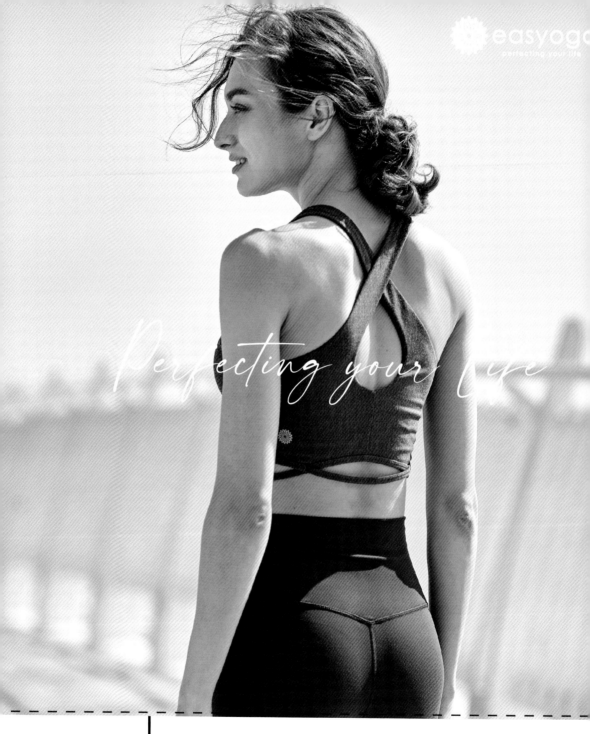

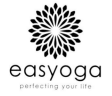

easyoga 商品 95折優惠

憑本截角至easyoga台北/台中直營門市享95折優惠

本截角一次限使用一張, 無法與其他優惠並行使用, 購買之商品恕無法退貨

easyoga 擁有本截角最終使用解釋權

即日起至2020/12/31止

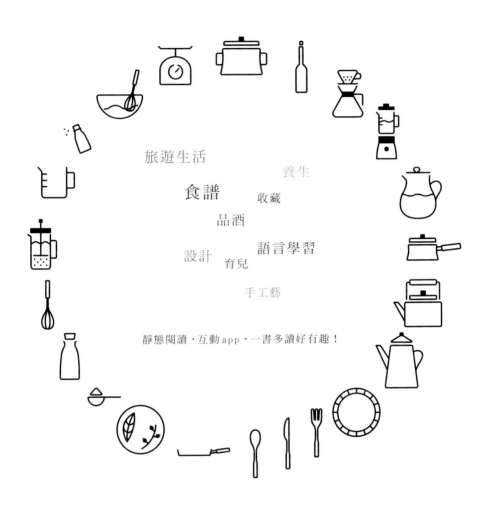

旅遊生活

養生

食譜　　　收藏

品酒

設計　　　語言學習
育兒

手工藝

靜態閱讀，互動app，一書多讀好有趣！

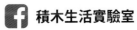

wellness ⑮

養氣經絡瑜伽

運用經絡的氣行導引、認識五臟的養護方法，提升生命能量

作　　者／葉鳳凰
審　　訂／洪淑姿
攝　　影／黃威博
插　　畫／吳尚蓉

總 編 輯／王秀婷
主　　編／洪淑暖
版　　權／徐昉驊
行銷業務／黃明雪、林佳穎

發 行 人／涂玉雲
出　　版／積木文化
　　　　　104台北市民生東路二段141號5樓
　　　　　官方部落格：http://cubepress.com.tw/
　　　　　電話：(02) 2500-7696　　傳真：(02) 2500-1953
　　　　　讀者服務信箱：service_cube@hmg.com.tw

發　　行／英屬蓋曼群島商家庭傳媒股份有限公司城邦分公司
　　　　　台北市民生東路二段141號5樓
　　　　　讀者服務專線：(02)25007718-9　24小時傳真專線：(02)25001990-1
　　　　　服務時間：週一至週五上午09:30-12:00、下午13:30-17:00
　　　　　郵撥：19863813　　戶名：書虫股份有限公司
　　　　　網站：城邦讀書花園　網址：www.cite.com.tw

香港發行所／城邦（香港）出版集團有限公司
　　　　　香港灣仔駱克道193號東超商業中心1樓
　　　　　電話：852-25086231　　傳真：852-25789337
　　　　　電子信箱：hkcite@biznetvigator.com

馬新發行所／城邦（馬新）出版集團 Cite (M) Sdn Bhd
　　　　　41, Jalan Radin Anum, Bandar Baru Sri Petaling,
　　　　　57000 Kuala Lumpur, Malaysia.
　　　　　電話：603-90578822　　傳真：603-90576622
　　　　　email: cite@cite.com.my

美術設計／曲文瑩
製版印刷／上晴彩色印刷製版有限公司

城邦讀書花園
www.cite.com.tw

Printed in Taiwan.

2020年12月3日 出版一刷
定價／450元　ISBN 978-986-459-255-5
版權所有・翻印必究

感謝服裝贊助

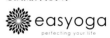
easyoga
perfecting your life

國家圖書館出版品預行編目(CIP)資料

養氣經絡瑜伽：運用經絡的氣行導引、認識五臟的養護方法,提升生命能量/葉鳳凰著. -- 初版. -- 臺北市：積木文化出版：英屬蓋曼群島商家庭傳媒股份有限公司城邦分公司發行, 2020.12
184面；17×23公分. --（Wellness 15）
ISBN 978-986-459-255-5（平裝）

1.瑜伽 2.經絡

411.15　　　　　　　109017524